Patrick Csomor

Ansatzpunkte zur Betrieblichen Gesundheitsförderung im Setting Spitex

GRIN Verlag

Bibliografische Information der Deutschen Nationalbibliothek:

Die Deutsche Bibliothek verzeichnet diese Publikation in der Deutschen Nationalbibliografie; detaillierte bibliografische Daten sind im Internet über http://dnb.d-nb.de/ abrufbar.

Impressum:

Druck und Bindung: Books on Demand GmbH, Norderstedt Germany
ISBN: 978-3-640-38554-6

Dieses Buch bei GRIN:

http://www.grin.com/de/e-book/59345/ansatzpunkte-zur-betrieblichen-gesundheitsfoerderung-im-setting-spitex

Fachhochschule Aargau Nordwestschweiz
Departement Soziale Arbeit
NDS Gesundheitsförderung

Ansatzpunkte zur Betrieblichen Gesundheitsförderung im Setting Spitex

Eingereicht durch: Patrick Csomor-Rohrer

Diplomarbeit der Fachhochschule Aargau Nordwestschweiz, Departement Soziale Arbeit, Abteilung Weiterbildung, eingereicht im August 2005 zum Erwerb des Nachdiploms im Rahmen des NDS Gesundheitsförderung

INHALTSVERZEICHNIS

1 ABSTRACT

Das Thema dieser Arbeit ist **die Identifizierung von Ansatzpunkten zur Betrieblichen Gesundheitsförderung im Setting Spitex als wichtiger und nötiger Beitrag zur Sicherung und Förderung von Gesundheit am Arbeitsplatz von Spitexmitarbeiterinnen und –mitarbeitern**.

Es wird von den folgenden Fragen ausgegangen:

- Welches sind die allgemeinen Bestrebungen der Betrieblichen Gesundheitsförderung?
- Welche spezifischen Ansatzpunkte für Spitexbetriebe lassen sich identifizieren?
- Wie könnten diese im Setting Spitex umgesetzt werden?

Aufgrund dieser Fragestellungen werden in der vorliegenden Arbeit wichtige Grundlagen zur Betrieblichen Gesundheitsförderung dargestellt. Dabei werden neben internationalen Grundlagenkonzepten und Deklarationen auch aktuelle nationale Programme, Strategien und Konzepte auszugsweise dargestellt.

Der spezifischen Situation von Spitexbetrieben und der Arbeitswelt der Mitarbeitenden wird ein Kapitel gewidmet. Die Eigenheiten, Ressourcen, Anforderungen und die möglichen Belastungen werden aus betrieblicher, wie auch aus Sicht der MitarbeiterInnen differenziert dargestellt. Daraus folgend werden spitexspezifische Ansatzpunkte zur Betrieblichen Gesundheitsförderung benannt und teilweise mit möglichen Interventionsstrategien beschrieben.

Den Abschluss der Arbeit bildet eine kurz ausgeführte Konzeptidee für die Umsetzung der gewonnenen Erkenntnisse in das Setting Spitex.

Durch die Bearbeitung oben genannter Fragestellungen wurde klar sichtbar, dass sich im Setting Spitex genügend spezifische Ansatzpunkte zeigen, um die Wichtigkeit und Notwendigkeit für verstärkte Bemühungen zur Betrieblichen Gesundheitsförderung zu rechtfertigen.

<u>Hinweise:</u>

In der vorliegenden Arbeit wird die weibliche und männliche Schreibweise von Begriffen zur besseren Lesbarkeit sofern möglich in der heute gebräuchlichen verknüpften Form geschrieben (Beispiel: MitarbeiterInnen) oder eine neutrale Variante (Beispiel: Mitarbeitende) gewählt. Gemeint sind selbstverständlich immer beide Geschlechter.

Für den Begriff „Betriebliche Gesundheitsförderung" wird in der Arbeit meistens die Abkürzung „BGF" benutzt.

2 EINLEITUNG

2.1 Ausgangslage

Ein zentraler Aspekt der Gesundheitsförderung ist das Wohlbefinden und die Möglichkeit, dieses nach individuellen Bedürfnissen erreichen zu können. Neben einigen anderen Bereichen ist die Arbeit ein wichtiger Teil dieses Wohlbefindens. Sie soll in der Regel jedem Individuum im erwerbsfähigen Alter eine sinnvolle Tätigkeit mit Chancen zur Selbstverwirklichung, Selbstbestätigung und Herausforderung ermöglichen. Zudem soll daraus auch ein Einkommen resultieren, um ein selbständiges Leben führen zu können.
Bei gesunden Menschen nimmt die Erwerbsarbeit in der Regel einen grösseren Stellenwert im Alltag ein. Diese Aussage gilt auch heute noch deutlicher für Männer als für Frauen. Doch mit den Veränderungen der Arbeitssituation in unserem Land einerseits und der zunehmenden Anzahl berufstätiger Frauen und Mütter andererseits, gewinnt die Erwerbsarbeit an Bedeutung für beide Geschlechter. In einigen Familien sind heute beide Elternteile zumindest in einem Teilzeitpensum berufstätig.
Die Arbeit nimmt also einen bedeutenden Stellenwert im Rahmen der Gesundheit von uns allen ein. Als dementsprechend wichtig und fördernswert werden Bestrebungen der Betrieblichen Gesundheitsförderung erachtet.
Im Zentrum dieser Arbeit steht, im Blickwinkel der BGF, spezifisch das Setting Spitex. Dabei werden neben den betrieblichen Aspekten, vor allem auch die Mitarbeitenden, deren Aufgaben und Anforderungen, mögliche Belastungen und natürlich Ressourcen betrachtet. In diesem Setting arbeiten, wie weiter unten ausgeführt, fast ausschliesslich Frauen. Die allermeisten davon in einem Teilzeitpensum.
Gesundheitsförderung ist schon seit Jahren ein Thema im Berufsalltag der Spitex. Die bisherigen Aktivitäten richten sich jedoch fast ausschliesslich auf die Arbeit bei und mit den Klientinnen und Klienten aus. Konkrete Projekte und Interventionen in Sinne von BGF, wie sie zum Beispiel im Setting Spital teilweise schon vorhanden sind, sind noch wenige auszumachen. Deshalb wird davon ausgegangen, dass in Spitexorganisationen Betriebliche Gesundheitsförderung bis jetzt nicht systematisch betrieben wird.
Auf die Mitarbeiterinnen und Mitarbeiter und den Betrieb als gesamtes bezogen, bedeutet dies ein nicht ausgeschöpftes Potential von personellen und strukturellen Ressourcen. Gezielte und zusammen mit den Mitarbeitenden durchgeführte Projekte zur Förderung der Gesundheit im Betrieb könnten helfen, die Attraktivität des Arbeitsplatzes auch in einem zunehmend schwierigeren betrieblichen Umfeld zu erhalten. Gemeinsam ausgearbeitete Lösungsansätze könnten eine höhere Arbeitszufriedenheit auf allen Stufen ermöglichen und sich positiv auf die Produktivität auswirken.

2.2 Fragestellungen

- Welche allgemeinen Grundlagen stehen hinter den Bestrebungen der Betrieblichen Gesundheitsförderung?
- Welche Ansätze der Betrieblichen Gesundheitsförderung entsprechen den settingspezifischen Bedingungen von Spitexorganisationen unter Berücksichtigung der Arbeitswelt der Mitarbeiterinnen und Mitarbeiter?
- Wie liessen sich die Ansatzpunkte in der Spitex umsetzen?

2.3 Zielsetzungen

- Es wird eine weit reichende Darstellung von Grundlagen der Betrieblichen Gesundheitsförderung sichtbar.
- Die Arbeit liefert eine differenzierte und konkrete Darstellung von Ansatzpunkten für BGF im Setting Spitex.
- Möglichkeiten zur Intervention werden aufgezeigt.
- Umsetzungsideen zur Weiterarbeit mit den erarbeiteten Grundlagen werden skizziert.
- Der Tatsache, dass in diesem Setting vorwiegend Frauen arbeiten, wird besondere Aufmerksamkeit entgegen gebracht.

2.4 Methode

Die Erarbeitung der Grundlagen von Betrieblicher Gesundheitsförderung basiert zur Hauptsache aus der Verarbeitung und Darstellung von einschlägiger Fachliteratur.
Die Darstellung des Settings Spitex basiert ebenfalls auf der Verarbeitung einschlägiger Fachliteratur und auf eigenem Fachwissen.
Die Verknüpfung der Grundlagen Betrieblicher Gesundheitsförderung mit den spezifischen Merkmalen und Anforderungen im Setting Spitex ist eine Transferleistung des Autors, welche mit allgemeinem Fachwissen zur Gesundheitsförderung ergänzt wird.

3 Grundlagen der Betrieblichen Gesundheitsförderung

3.1 Die Ottawa-Charta als Grundlage der Gesundheitsförderung

Die allgemeinen Grundlagen zur Gesundheitsförderung sind in der *Ottawa-Charta zur Gesundheitsförderung* (WHO 1986) festgehalten. In ihr finden sich Zielsetzungen, Handlungsstrategien und Handlungsfelder der Gesundheitsförderung. Diese Charta wurde untern anderem auch von der Schweiz ratifiziert. Letztere verpflichtet sich damit die folgenden **Zielsetzungen** zu verfolgen:

- An einer gesundheitsfördernden Gesamtpolitik mitzuwirken und sich durch politisches Engagement für Gesundheit und Chancengleichheit in allen Bereichen einzusetzen.
- Allen gesundheitsgefährdenden Bestrebungen entgegenzuwirken. Insbesondere sind damit gemeint: Gesundheitsgefährdende Produkte, Erschöpfung von Ressourcen, die Entstehung ungesunder Umwelt- und Lebensbedingungen und ungesunde Ernährung. Sie soll auch die Lösung von öffentlichen Gesundheitsproblemen (z.B. Luftverschmutzung, Gefahren am Arbeitplatz) vorantreiben.
- Gesundheitliche Unterschiede in der Gesellschaft abzubauen und gesundheitlichen Ungleichheiten entgegenzuwirken.
- Anzuerkennen, dass die Menschen selbst Träger ihrer Gesundheit sind und sie zu befähigen, sich und ihr soziales Umfeld gesund zu erhalten. Soziale Organisationen und Gemeinden sind dabei sowohl als Partner zu nutzen als auch in ihren Bestrebungen, Gesundheit, gute Lebensbedingungen und Wohlbefinden zu ermöglichen zu unterstützen.
- Gesundheitsdienste und ihre Mittel auf Gesundheitsförderung umzuorientieren und auf die Zusammenarbeit der verschiedenen Dienste mit anderen Disziplinen und der Bevölkerung hinzuwirken.
- Gesundheit und ihre Erhaltung als wichtige gesellschaftliche Investition und Herausforderung zu betrachten und entsprechende Massnahmen umzusetzen.

Damit verbunden sind 3 **Handlungsstrategien**:

- Anwaltschaft für Gesundheit (advocacy)
  Damit ist die aktive Einflussnahme auf die Förderung von Gesundheit auf der politischen, ökonomischen, sozialen, kulturellen, biologischen Ebene und auf Umwelt-/ Verhaltensfaktoren gemeint.
- Befähigen und ermöglichen (enable)
  Hiermit sind Bestrebungen gemeint, die zu Kompetenzförderung und Empowerment beitragen; um einerseits gesundheitliche Unterschiede zu verringern und andererseits jedem Individuum zu ermöglichen, seine eigene Gesundheit positiv zu beeinflussen.

- Vermitteln und vernetzen (mediate)
  Darunter wird die aktive und andauernde Kooperation aller Akteure innerhalb und ausserhalb des Gesundheitswesens verstanden.

Auf diesen Handlungsstrategien wiederum basieren die in der Charta beschriebenen **Handlungsfelder**. Diese umfassen:

- Entwicklung einer gesundheitsfördernden Gesamtpolitik (bulding healthy public policy)
  Dies beinhaltet den umfassenden Einbezug von möglichen gesundheitlichen Konsequenzen bei politischen Entscheidungen und umfasst auch die Anforderung zu koordiniertem Vorgehen. Sie bedingt auch eine prospektive Sichtweise auf gesundheitsförderliche oder gesundheitsgefährdende Entwicklungen.
- Die Schaffung gesundheitsförderlicher Lebenswelten (creating supportive environments)
  Unter Lebenswelten werden insbesondere Lebens-, Arbeits- und Freizeitbedingungen verstanden. Es wird anerkannt, dass gerade auch die Arbeitsbedingungen einen wichtigen Beitrag zur allgemeinen Gesundheit leisten sollen.
- Gesundheitsbezogene Gemeinschaftsaktionen stärken (strengthening community action)
  Hierunter wird die Stärkung gemeinschaftsbezogener Aktivitäten zur Förderung von Gesundheit verstanden, unter anderem auch zur Selbsthilfe.
- Persönliche Kompetenzen entwickeln (developing personal skills)
  Darunter wird die Unterstützung der Entwicklung persönlicher und sozialer Fähigkeiten verstanden – bis hin zur Erlangung einer gesunden Lebensweise.
- Gesundheitsdienst neu orientieren (re-orienting health services)
  Es geht dabei um die Förderung eines Paradigmawechsels im Gesundheitswesen und der darin involvierten Akteure. Ein Paradigmawechsel in Richtung eines deutlich auf Gesundheitsförderung ausgerichteten Selbstverständnisses. Unter anderem auch durch den stärkeren Einbezug der psychosozialen Dimension von Krankheit und einer ganzheitlichen Wahrnehmung des Menschen.
  (vgl. WHO 1986 & Trojan /Legewie 2001)

Die Charta zielt damit auf die „alltägliche Umwelt" ab und in diesem Sinne gerade auch auf die Arbeitswelt, deren Einflussnahme auf die Gesundheit sie verdeutlicht. Praktisch alle Zielsetzungen, Strategien und Massnahmen lassen sich nicht nur auf politischer Ebene interpretieren, sondern auch auf der Ebene von Settings und Betrieben.

Basierend auf der Ottawa Charta (1986) entstand dann auch eine, auf die Betriebliche Gesundheitsförderung ausgerichtete, europäische Deklaration, welche die betriebliche Umsetzung der Charta ins Zentrum rückt: Die Luxemburger-Deklaration.

3.2 Die Luxemburger-Deklaration als Grundlage der Betrieblichen Gesundheitsförderung

Das europäische Netzwerk für Betriebliche Gesundheitsförderung existiert seit 1996. Die Schweiz ist einer der Mitgliedsstaaten und über das SECO (Staatssekretariat für Wirtschaft) vertreten. Die Mitglieder des Netzwerkes haben sich über die Luxemburger Deklaration auf eine gemeinsame Definition der Betrieblichen Gesundheitsförderung geeinigt (vgl. Europäisches Netzwerk für Betriebliche Gesundheitsförderung 1997).

In der Deklaration wird festgehalten, dass die BGF alle gemeinsamen Massnahmen von Arbeitgebern, Arbeitnehmern und Gesellschaft beinhaltet, die zur Verbesserung von Gesundheit und Wohlbefinden am Arbeitsplatz beitragen. Folgende Verknüpfung von Ansätzen sollen zur Erreichung dieser Zielsetzung dienen:

- Verbesserung der Arbeitsorganisation und der Arbeitsbedingungen
- Förderung einer aktiven Mitarbeiterbeteiligung
- Stärkung persönlicher Kompetenzen

Die Deklaration hält zudem fest, dass BGF eine Investition in die Zukunft ist. Unternehmenserfolg wird abhängig sein, von gut qualifizierten, motivierten und gesunden Mitarbeitenden. Dazu leistet der bereits traditionelle Arbeitsschutz (Prävention von Betriebsunfällen) einen Beitrag. Doch dieses Spektrum reicht noch nicht aus. Es bedarf im Weiteren gesundheitsfördernder Massnahmen, die dazu beitragen, krankheits- und abwesenheitsbedingte Kosten zu senken und damit die Produktivität zu steigern. Zudem sollen auch das Gesundheitspotential der Mitarbeitenden gestärkt und das Wohlbefinden am Arbeitsplatz gefördert werden (vgl. Europäisches Netzwerk für Betriebliche Gesundheitsförderung 1997:1f).

Folgende Faktoren soll die BGF beeinflussen:

- „Unternehmensgrundsätze und –leitlinien, die in den Beschäftigten einen wichtigen Erfolgsfaktor sehen und nicht nur einen Kostenfaktor
- eine Unternehmenskultur und entsprechende Führungsgrundsätze, in denen Mitarbeiterbeteiligung verankert ist, um so die Beschäftigten zur Übernahme von Verantwortung zu ermutigen
- eine Arbeitsorganisation, die den Beschäftigten ein ausgewogenes Verhältnis bietet zwischen Arbeitsanforderungen und eigenen Fähigkeiten sowie Einflussmöglichkeiten auf die eigene Arbeit und sozialer Unterstützung
- eine Personalpolitik, die aktiv Gesundheitsförderungsziele verfolgt
- ein integrierter Arbeit- und Gesundheitsschutz."
  (zit. Europäisches Netzwerk für Betriebliche Gesundheitsförderung 1997:2)

Dabei wird festgehalten, dass BGF nur erfolgreich sein kann, wenn sie in einer fach- und berufsübergreifenden Zusammenarbeit gelebt wird und Schlüsselpersonen bezeichnet sind. Folgende Leitlinien sind gegeben:

1. „Die gesamte Belegschaft muss einbezogen werden (Partizipation)
2. BGF muss bei allen wichtigen Entscheidungen und in allen Unternehmensbereichen berücksichtigt werden (Integration)
3. Alle Massnahmen und Programme müssen systematisch durchgeführt werden: Bedarfsanalyse, Prioritätensetzung, Planung, Ausführung, kontinuierliche Kontrolle und Bewertung der Ergebnisse (Projektmanagement)
4. BGF beinhaltet sowohl verhaltens- als auch verhältnisorientierte Massnahmen. Sie verbindet den Ansatz der Risikoreduktion mit dem des Ausbaus von Schutzfaktoren und Gesundheitspotentialen (Ganzheitlichkeit)."

   (zit. Europäisches Netzwerk für Betriebliche Gesundheitsförderung 1997:2f)

Diese Grundsätze der BGF sind anwendbar auf alle Berufssparten und –gruppen. Sie dienen der allgemeinen Zielsetzung und dem Bestimmen der Ansatzpunkte.

3.3 Die Lissabonner Erklärung zur Gesundheit am Arbeitsplatz in Klein- und Mittelunternehmen

Auf der Basis der Luxemburger Deklaration entstand im Juni 2001 im Rahmen des Netzwerktreffens des Europäischen Netzwerkes für Betriebliche Gesundheitsförderung eine spezifisch auf Klein- und Mittelunternehmen (KMU) ausgerichtete Erklärung. Auch dort war die Schweiz als Mitgliedstaat vertreten.

Diese Erklärung greift die besondere Situation von KMUs auf, die oft nur über begrenzte infrastrukturelle und finanzielle Ressourcen zur Durchführung von Massnahmen Betrieblicher Gesundheitsförderung verfügen. Dies hat zur Folge, dass der Betrieblichen Gesundheitsförderung ein eher geringerer Stellenwert zufällt.

Demgegenüber verfügen diese Unternehmen aber über besonders geeignetes Potential zur Förderung von Gesundheit. So wird der nahe Kontakt zwischen dem Firmenbesitzer oder der Leitung und den Mitarbeitenden als förderlich bezeichnet. Zudem zeichnen sich die KMUs durch ihr familiäres Betriebsklima, durch Arbeitsanforderungen, welche mit grösserer Mit- oder Eigenverantwortung der Einzelnen verbunden sind und somit umfassendere Tätigkeitsgebiete ermöglichen, sowie durch einfachere Organisationsstrukturen aus.

In der Erklärung wird festgehalten, dass BGF einen Beitrag leistet an die Voraussetzungen für Wachstum, Beschäftigung und Innovation in KMUs.

Als hauptsächlich verantwortliche Personen für die betriebliche Gesundheit werden die Führungskräfte benannt. Sie sollen auf der Basis der folgenden Strategien Gesundheit in ihrer Arbeitswelt ermöglichen:

- alle Mitarbeiter am Planungs- und Entscheidungsprozess des Unternehmens beteiligen
- ein gutes Arbeitsklima sicherstellen
- gute Leistungen anerkennen und belohnen
- Verbesserungen, insbesondere die der Arbeitsorganisation, überwachen

Bedingt durch die oben erwähnten, eher ungenügenden infrastrukturellen und finanziellen Ressourcen von KMUs ist der Aufbau eines unterstützenden Umfeldes ein weiteres Thema der Lissabonner Erklärung. Dabei stehen für die Schweiz vor allem öffentliche Organisationen wie das *SECO* (Staatssekretariat für Wirtschaft), Versicherungen wie die *SUVA* oder andere Unfall- und Krankenversicherer und Organisationen wie *Gesundheitsförderung Schweiz* oder die *RADIX* im Zentrum. Diese Institutionen habe Schlüsselrollen in Marketing und Kommunikation, in der Förderung einer unterstützenden Infrastruktur sowie der Organisation von Dienstleistungen für die BGF (vgl. Europäisches Netzwerk für Betriebliche Gesundheitsförderung 2001).

Spitexorganisationen sind in aller Regel zu den KMUs zu zählen. In diesem Sinne ist diese Erklärung auch als Grundlage für Spitexorganisationen anwendbar.

3.4 Ziele der Betrieblichen Gesundheitsförderung

Allgemeine Zielsetzungen der BGF werden von Trojan und Legewie (2001) wie folgt beschrieben und orientieren sich dabei an den Vorgaben der Ottawa Charta (1987) und der Luxemburger Deklaration zur Betrieblichen Gesundheitsförderung (1996).

- *„Unmittelbar auf die Gesundheit bezogene Ziele:*
  Erkrankungen vermeiden, Chronifizierung vorbeugen, Arbeitsfähigkeit erhalten, Krankenbestand senken, Stress abbauen und (individuelle) Gesundheit fördern.
- *Mittelbare gesundheitsrelevante Ziele:*
  Gesundheitsgerechte Arbeitsbedingungen schaffen, die Leistungsfähigkeit der Mitarbeiter erhalten, Betriebsklima verbessern, Arbeitszufriedenheit fördern, Fluktuation verringern, Produktivität und Qualität von Produkten der Dienstleistungen steigern sowie Image des betreffenden Unternehmens nach innen und aussen verbessern." (zit. Trojan/Legewie 2001:187)

In diesem Sinne konnte über vergleichbare Studien in den USA nachgewiesen werden, dass bisherige Programme zur Senkung von Fehlzeiten, niedrigeren medizinischen Behandlungs-

kosten, Verringerung von Risikofaktoren, verbessertem internem Betriebsklima und zu höherer Produktivität geführt haben (vgl. Trojan/Legewie 2001:189).
Untersuchungen der 90er Jahre zeigen, dass zur Erlangung der oben genannten Zielsetzungen die Schwerpunkte der BGF eindeutig in der Verhaltensprävention liegen. Es gibt aber auch einige Beispiele verhältnisorientierter Ebenen (vgl Slesina 2001:17f). Untenstehend sind Beispiele beider Ebenen in einer Übersicht dargestellt.

Tab. 1 Beispiele verhaltensorientierter Massnahmen

Kategorie	Verhaltensorientierte Massnahmen
Umgang mit Drogen	Alkohol, Raucher, Tabletten, Ernährung und illegale Drogen
Aufklärungs- und Informations-Aktionen	Antiraucher-Kampagnen und Gesundheitsinformationen
Herz- und Kreislauf-Aktionen	Untersuchungen/Tests zu: Blutdruck, Cholesterinspiegel, Übergewicht, Bewegungsmangel
Weiterbildung mit Gesundheitsförderungsinhalten	Erweiterung von Fach- und Führungskursen um Inhalte der Gesundheitsförderung
Soziale Kompetenz	Führungsschulung, Konfliktseminare, Persönlichkeitsbildung
Umgang mit Stress	Kurse zu Entspannung, autogenes Training, Zeitmanagement
Bewegungsangebote	Check-ups, Einführung von Kurzpausen, Anleitung zum Stretching, Pausenturnen, Rückenschule
Freizeitangebote	Stammtisch, Sportgruppe, Theatergruppe, Betriebsausflüge, externe Kursangebote

(Zit. Slesina 2001:18)

Tab. 2 Beispiele verhältnisorientierter Gesundheitsförderungsmassnahmen

Kategorie	Verhältnisorientierte Massnahmen
Organisationsgestaltung	Gesundheitszirkel, Gesundheitskommissionen, bauliche Massnahmen zur Gesundheitsförderung
Ernährungsangebote	Angebote in Kantinen und Verpflegungsautomaten
Arbeitsergonomie	Einstellen von Stühlen und Schreibtischen, die Anordnung der Bildschirme usw.
Arbeitszeitgestaltung	Gleitende Arbeitszeit, Breitbandmodelle und Schichtplangestaltung
Laufbahnberatung	Informationen über die beruflichen Möglichkeiten im Betrieb
Lohngestaltung	Beteiligung an den Gesundheitskosten über den Lohn der Mitarbeitenden
Formen der Zusammenarbeit	Selbstkontrolle und Entscheidungsspielraum in der Arbeit
Arbeitsgestaltung	Job-enrichment, Job-enlargement, Job-rotation und aufgabenorientierte Massnahmen

(Zit. Slesina 2001:19)

3.5 Wirksamkeit und Nutzen Betrieblicher Gesundheitsförderung

Für Betriebe, egal ob kleine, mittlere oder grosse, spielt die Wirksamkeit der Betrieblichen Gesundheitsförderung und der mögliche Nutzen daraus eine wesentliche Rolle. Dabei ist zu beachten, dass Aspekte der BGF in der Regel weit weg sind vom eigentlichen Kerngeschäft vieler Organisationen. In vielen Betrieben ist die Gesundheit der Arbeitnehmer und Arbeitnehmerinnen nicht im engen Fokus der Investitionen. Umso mehr braucht es bereits in der Phase der Bewusstwerdung überzeugende Argumente auch aus dem Blickwinkel von Kosten und Nutzen.

Geeignetes Datenmaterial ist in der europäischen Region aber noch eher dünn gesäht. Kreis und Bödeker (2003) haben deshalb für ihre Zusammenstellung der wissenschaftlich evidenten Daten öfters auch amerikanische Studien einbezogen. Ihre Metastudie zum gesundheitlichen und ökonomischen Nutzen Betrieblicher Gesundheitsförderung hat auf diesem Weg zu interessanten Resultaten mit Überzeugungscharakter geführt.

Sie resümieren, dass durch verhaltenspräventive Massnahmen (entsprechende Programme der BGF) auf der Ebene der Individuen durchaus eine Verbesserung der Gesundheit nachgewiesen werden kann (vgl. Kreis/Bödeker 2003:32ff).

So wurden unter anderem verschiedene Programme zur Raucherthematik, zum Essverhalten, zur Senkung des Cholesterinspiegels und zur Steigerung körperlicher Aktivität in die Studie mit einbezogen. Sie zeigten, wenn auch in unterschiedlichem Ausmass, dass entsprechende Massnahmen auf der Basis Betrieblicher Gesundheitsförderung zu einer Senkung gesundheitlicher Risiken führen. Was die Krankheitskosten und den Absentismus in Betrieben angeht, so kommen Kreis und Bödeker (2003) ebenfalls zum Schluss, dass entsprechende verhaltenspräventive Interventionen zur deutlichen Reduktion in beiden Problembereichen führen. Der daraus resultierende ökonomische Nutzen (Return of Investment) für die Betriebe, wird von ihnen mit 1:2,3 beim Einsparungspotential bei den Krankheitskosten und mit 1:10,3 bei den verringerten Abwesenheiten angeben. Also auch hier scheinen die Vorteile recht deutlich.

Als problematisch wurde jedoch festgehalten, dass die meisten bisherigen derartigen Messungen nicht auf der Basis des Gesamtbetriebes entstanden sind. Es stellt sich also die Frage der Teilnehmerzusammensetzung. Es ist davon auszugehen, dass ein guter Teil der Teilnehmenden schon vor der Intervention eine erhöhte Bereitschaft zur Wahrnehmung der eigenen Gesundheit an den Tag legte. Wie werden aber diejenigen erreicht, die diese Aufmerksamkeit noch nicht besitzen und ihr gesundheitsschädigendes Verhalten nicht einfach auf freiwilliger Basis bearbeiten und ablegen wollen oder können? Kreis und Bödeker (2003) kommen zum Schluss, dass es empfehlenswert ist, umfassende Programme zur Betrieblichen Gesundheitsförderung zu bieten. Programme, welche nur auf einzelne Risikofaktoren abzielen, seien oft zu eingleisig nur auf bestimmte MitarbeitInnengruppen ausgerichtet. Zu-

dem zeigte sich in den Studien, dass risikoreiches Verhalten im Sinne von Rauchen, Fehlernährung und Bewegungsarmut oft nicht isoliert sondern in Kombination gelebt wird.
Betreffend der Massnahmen, welche auf die Verhältnisse in Betrieben abzielen, sind die Ergebnisse der Metastudie von Kreis und Bödeker (vgl. 2003:38) weniger aussagekräftig. Verschiedene hier nicht weiter ausgeführte Gründe sind dafür verantwortlich. Am meisten Erfolg sprechen die Autoren der Einführung von partizipatorischen Massnahmen zu. Dabei wird vor allem die Einführung eines Gesundheitszirkels genannt. Wobei darauf zu achten ist, dass dieser funktions- und hierarchieübergreifend zusammengesetzt ist. Themenkreise, die häufig erfolgreich bearbeitet werden können, sind solche der Arbeitsplatzgestaltung. Zur häufig in der Argumentation aufgegriffenen Steigerung der Produktivität konnten indes von Kreis und Bödeker (2003) keine stichhaltigen Beweise gemacht werden.
Mögliche Determinanten, die sich durch Betriebliche Gesundheitsförderung positiv verändern, können sein:

- Reduktion der Fehlzeiten
- Verringerung der Gesundheitsrisiken in einem Betrieb
- Produktivitätssteigerung insgesamt und je nach Betrieb auch auf der individuellen Ebene
- Verbesserung des erarbeiteten Produktes (Genauigkeit, Menge o.ä.)
- Höhere Zufriedenheit der Kunden und Kundinnen
- Grössere Flexibilität der Mitarbeitenden
- Weniger Fluktuation
- Imageverbesserung (Rückmeldung von Aussen)
- Verbesserung des Betriebsklimas und der Zusammenarbeit verschiedener Bereiche
- usw.

(vgl. Meuser 2004:244)

Die Aufwandseite ist indes aber auch nicht ausser Acht zu lassen. Meuser (2004) beschreibt die ökonomische Wirkung von Gesundheitsmanagements auf zwei Ebenen: Auf der Ebene der Betriebswirtschaft und der Volkswirtschaft. Wobei er den grösseren Teil des Nutzens von Massnahmen der BGF der Umgebung des Betriebes (also der volkswirtschaftlichen Ebene) zuschreibt (höhere Lebenserwartung, stabilere Gesundheit, Verbesserung der Lebensqualität usw.). Die eigentlichen Kosten werden aber durch den Betrieb und damit durch die betriebswirtschaftliche Ebene getragen. Er plädiert denn auch dafür, aus Sicht der Betriebe und der Ökonomie die volkswirtschaftlichen Anteile für eine Aufwand- und Nutzenberechnung abzutrennen. Aus betriebswirtschaftlicher Sicht fallen Kosten in den Bereichen Personal, Material sowie Raum- und Energiekosten an (vgl. Meuser 2004:241f). Diese wiederum sind unter anderem abhängig von der Grösse der Betriebe, der Projekte und der betriebsinternen und –externen Ressourcen.

3.6 Die Evaluation Betrieblicher Gesundheitsförderung

Um den Nutzen von BGF sichtbar machen zu können, braucht es geeignete Vorgehensweisen und Instrumente zur Evaluation.

Dabei werden drei verschiedenste Evaluationsebenen unterschieden. Sie orientieren sich wiederum an drei ineinander verschachtelten Formen Betrieblicher Gesundheitsförderung. Es sind dies das Managementsystem, Programme der BGF und konkrete BGF Massnahmen. In der realen Umsetzung wird davon ausgegangen, dass BGF Teil des Managementsystems sein sollte und sich auch bestens dazu eignet, innerhalb eines Qualitätsmanagementsystems eines Betriebes eingesetzt zu werden. Darauf ausgerichtet werden von Pfaff (2001:27ff) folgende Ansatzpunkte für die Evaluation von BGF beschrieben.

1. Die Managementevaluation
   Das Ziel dieser Evaluation ist es, beurteilen zu können, ob es dem Managementsystem gelungen ist, selbst- oder fremdgesetzte Zielvorgaben der BGF zu erreichen.
2. Die Programmevaluation
   Diese Evaluation hat zum Ziel, die Erreichung von Programmzielen entsprechender BGF Programme zu überprüfen. Wobei der Begriff Programm nach Pfaff (2001:29) als Ebene über den Massnahmen verstanden wird. Dementsprechend werden bei dieser Evaluation auch übergeordnete Zielsetzungen überprüft.
1. Die Massnahmenevaluation
   Bei dieser Evaluationsform steht die Überprüfung der Wirksamkeit einzelner Interventionen von BGF im Zentrum. (Vgl. Pfaff 2001:29)

Pfaff (2001) geht davon aus, dass in eine umfassende Evaluation alle drei Ebenen einbezogen werden müssen. Dabei werden meist Instrumente zur Selbsteinschätzung benutzt. Das Unternehmen selbst beurteilt damit anhand vorgegebener Kriterien die Wirksamkeit des Programms, der Massnahmen und des Managementsystems. Eine externe Fremdevaluation wird dann als sinnvoll bezeichnet, wenn an das Ergebnis der Einschätzung finanzielle Konsequenzen geknüpft werden.

3.7 Gesundheit und Arbeit

3.7.1 Gesundheit in Organisationen

Die Arbeit ist, wie in Kapitel „Einleitung" beschrieben, ein wichtiger Bestandteil des menschlichen Lebens. Da viele Menschen in Organisationen arbeiten und dort angestellt sind, bilden diese einen sehr wichtigen Bestandteil ihrer physischen und auch sozialen Umwelt. Deren Einfluss auf die Gesundheit der MitarbeiterInnen ist dementsprechend ebenfalls von grosser Bedeutung.

Organisationen stellen nicht nur die materielle Sicherheit - ein Einflussfaktor auf unsere Gesundheit - ihrer Mitarbeitenden sicher, sie sind auch gleichzeitig wichtige Orte der Sozialisation. Ihren Normen und Werten können sich einzelne nicht entziehen. In diesem Sinne sind Organisationen, egal welcher Art, prädestiniert als Multiplikatoren für gesundheitsförderliche Lebens- und Arbeitswelten. Diese Verantwortung wirkt sich nicht nur am Arbeitsplatz aus, sondern hat auch nachhaltige Auswirkungen ausserhalb der Arbeit. Die Art und Weise der Zusammenarbeit in einem Betrieb hat nicht nur Auswirkungen auf die Mitarbeitenden, sondern auch auf deren privates Umfeld und auf einen allfälligen Kundenkreis, wie zum Beispiel Patientinnen und Patienten in einem Spital oder eben solchen Personen die von einer Spitexorganisation betreut werden (vgl. Grossmann & Scala 2001:15ff).

Abb. 3 Organisationen sind die wirkungsvollsten Gesundheitserzieher

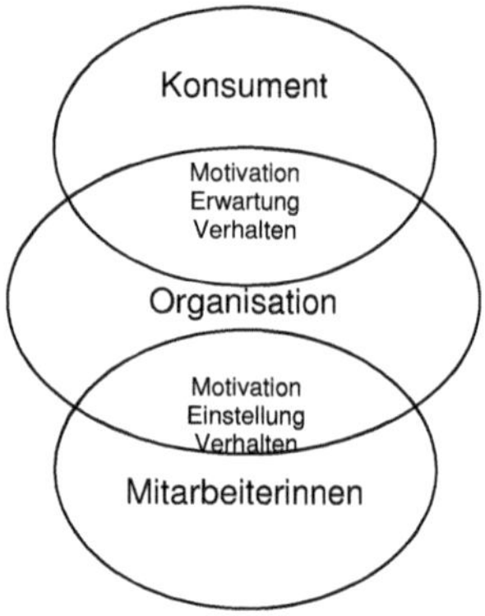

(vgl. Grossmann/Scala 2001:17)

Auf diesem Hintergrund wird sichtbar, dass Organisationen eine hohe Verantwortung dafür haben, Bedingungen für die Gesundheit ihrer Mitarbeitenden zu schaffen. Auf der Ebene der Präventionen wird sie auch oft wahrgenommen. Hier gibt es entsprechende Kontrollinstanzen ausserhalb der Organisation. Aber Gesundheit als solches zu erhalten und zu fördern, wird von Organisationen als Aufgabe des Individuums betrachtet. Die Prioritäten der Organisationen folgen grundsätzlich einer anderen Logik. Sie müssen sich auf dem Markt behaupten oder sich, wie am Beispiel von Organisationen im Gesundheitswesen sichtbar wird, mit zunehmend schwierigeren Rahmenbedingungen arrangieren und in erster Linie enger werdende finanzielle Ressourcen verkraften und trotz allem noch die Kerngeschäfte aufrechterhalten. Dazu kommt, dass Organisationen oft einen hohen Spezialisierungsgrad aufweisen.

Daraus resultiert, dass sie dazu neigen, nur gerade diejenigen Probleme wahrzunehmen, die mit der unmittelbaren Erfüllung ihrer Aufgaben korrespondieren.
Dies macht sichtbar, dass gesundheitsförderliche Anliegen von sich aus zumindest nicht an vorderster Stelle des „Geschäftes" stehen. Gesundheitsförderung muss dementsprechend transparent machen, dass ihr Nutzen darin besteht, Probleme zu lösen, welche die Organisation ohnehin lösen müssten wie zum Beispiel Absenzenmanagement oder Fluktuationsratensenkung in Pflegeinstitutionen. Es gilt also als Grundlage für Projekte der Gesundheitsförderung in Organisationen nach möglichen Win-Win-Situationen Ausschau zu halten und diese aufzuzeigen. Zudem muss die Gesundheitsförderung in die Strukturen eines Betriebes verankert werden und als Profession wahrgenommen werden damit sie von Bestand ist (vgl. ebenda).

3.7.2 Allgemeiner Wandel der Anforderungen und Belastungen im Arbeitsleben

Noch vor einigen Jahren standen Bestrebungen zum Schutz vor Arbeitsunfällen im Vordergrund betrieblicher Prävention und Gesundheitsförderung. Diese wurden zwischenzeitlich durch gesetzliche und präventive Massnahmen grösstenteils umgesetzt.
Heute geben in einer europäischen Studie, die quer durch alle Altersgruppen von Erwerbstätigen gemacht wurde 60% an, dass die ausgeübte Arbeit ihre Gesundheit gefährde. Zudem klagt in dieser Studie jede(r) Dritte über Rückenschmerzen und jede(r) Vierte über Stress, Schulter-Nacken-Schmerzen oder allgemeine Erschöpfung. Beschwerden des Bewegungsapparates und psychische Belastungen nehmen trotz zunehmender Technologisierung in der Arbeitswelt zu. Jede hundertste Person in dieser Befragung gibt an, dass sich die Arbeit positiv auf die eigene Gesundheit auswirke (vgl. Weiss 2005:7).
Verallgemeinert lässt sich sagen, dass Modernisierung, Rationalisierung und Neustrukturierungen in diversen Berufssparten einen erheblichen Einfluss auf die Gesundheit von Mitarbeitenden haben. In Deutschland scheiden deshalb zwei Drittel der Arbeitnehmer frühzeitig aus dem Erwerbsleben aus (vgl. Trojan/Legewie 2001:186).
Zudem wird die Erwerbsbevölkerung zunehmend älter. Bereits heute beträgt der Anteil der über 64-Jährigen der gesamten Erwerbsbevölkerung 30%, Tendenz steigend. Dem gegenüber steht eine stetige Zunahme der Invaliditätsfälle zwischen 60 Jahren und der Pensionierung und der steigende Wunsch nach individueller, frühzeitiger Pensionierung. Die Erwerbsbevölkerung wird einerseits älter und andererseits wird bis 2030 eine Abnahme der gesamten Erwerbsbevölkerung um bis zu 6% prognostiziert. Daraus lässt sich schliessen, dass ältere Arbeitnehmer und Arbeitnehmerinnen zukünftig an Bedeutung gewinnen werden. Die These, dass ältere Arbeitnehmer und Arbeitnehmerinnen einfach nur an Leistungsfähigkeit verlieren, wird in verschiedenen Studien widerlegt. Arbeitsfähigkeit gekoppelt an Lernfähigkeit kann durch gezielte Massnahmen in Betrieben über die ganze Zeit der Erwerbsfähigkeit

erhalten bleiben. Hier liegen denn auch zukünftige Ansatzpunkte der BGF. Diese werden durch entsprechende Bestrebungen des Bundes unterstützt. Die real existierende Gefahr, wenn ältere Arbeitnehmer und Arbeitnehmerinnen keinen Platz mehr finden in der Wirtschaft, besteht darin, dass Knowhow und Erfahrung nicht mehr an jüngere Arbeitnehmer und Arbeitnehmerinnen weiter- und dadurch verloren gehen (vgl. Weiss 2005:7f).
Andere Forschungsansätze zeigen auf, dass heute eine Abkehr von der *Normalbiografie* passiert. Unter *Normalbiografie* wird verstanden, dass ein Arbeitsverhältnis in Vollzeitarbeit ein ganzes Arbeitsleben lang (bis zur Pensionierung) beim gleichen Arbeitgeber verbracht wird. Dies hat zur Folge, dass Arbeitnehmer und Arbeitnehmerinnen öfters den Arbeitgeber wechseln müssen, flexibler und mobiler sein müssen und sich immer wieder auf Neues einlassen müssen. Auch innerhalb von Betrieben kommt es häufiger zu gravierenden Veränderungen, die das Bestehen auf dem Markt erfordern. Nicht alle Menschen werden diese Flexibilität einfach so schaffen können. Der entstehende Veränderungsdruck wird zunehmen und dadurch werden auch physische, psychische und soziale Schwierigkeiten verstärkt (vgl. Ilmarinen /Tempel 2002:24f). Gerade dieser Veränderungsdruck ist es, der in verschiedenen Altersgruppen unterschiedlich belastend wahrgenommen wird. Dabei spielt die gewünschte und die effektiv erlebte Veränderungsgeschwindigkeit eine Rolle. Jüngere ArbeitnehmerInnen erleben eine geringere Diskrepanz zwischen der gewünschten und der effektiven Veränderungsgeschwindigkeit als ältere (siehe Abb. 5).

Abb. 4 Erlebtes und gewünschtes Tempo der Veränderung in Deutschland

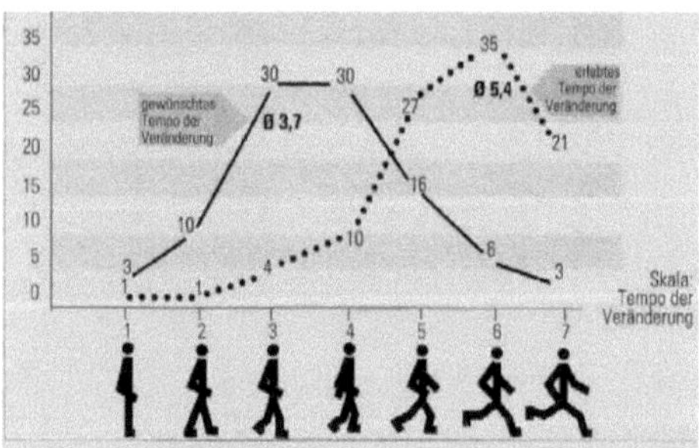

(Aus: Ilmarinen/Tempel 2002:52)

Abb. 5 Erlebtes und gewünschtes Tempo der Veränderung nach Altergruppen

	erlebte Zeit	gewünschte Zeit	Diskrepanz
16-29	5,2	4,2	1
30-44	5,6	3,9	1,7
45-59	5,7	3,8	1,9
60 u. älter	5,8	3,6	2,2
gesamt	5,6	3,9	1,7

(Aus: Ilmarinen/Tempel 2002:53)

Damit ist ein weiteres Gesundheitsrisiko verbunden. ArbeitnehmerInnen, welche über längere Zeit unter dem drohenden Verlust ihres Arbeitsplatzes leiden, verfügen über ein deutlich verschlechtertes subjektives Gesundheitsbefinden (vgl. Illmarinen/Tempel 2002:57). Auch zu diesen Themen gibt es Handlungsbedarf der BGF.
Die Luxemburger Deklaration zur Gesundheitsförderung (Europäisches Netzwerk für Betriebliche Gesundheitsförderung 1997) benannte wichtige sich verändernde Rahmenbedingungen die zum aktuellen Wandel gehören und sich mit dem oben Beschriebenen zum Teil decken. Es sind dies:

- „Globalisierung
- Arbeitslosigkeit
- wachsende Verbreitung neuer Informationstechnologien
- Veränderungen der Beschäftigungsverhältnisse (z.B. befristete Teilzeitarbeit, Teilzeitarbeit, Telearbeit)
- älter werdende Belegschaft
- wachsende Bedeutung des Dienstleistungssektors
- Personalabbau (Downsizing)
- wachsender Anteil von Arbeitnehmern in Klein- und Mittelunternehmen (KMU)
- Kundenorientierung und Qualitätsmanagement.“ (zit. Europäisches Netzwerk für Betriebliche Gesundheitsförderung 1997:1)

3.7.3 Einflussfaktoren auf das gesundheitliche Wohlbefinden in Betrieben

Illmarinen und Tempel (2002) beschreiben in ihrem *Förderungsmodell der Arbeitsfähigkeit* Grundlagen zum Erhalt einer guten Arbeitsfähigkeit und Gesundheit.

Abb. 6 Förderungsmodell der Arbeitsfähigkeit – Vier Dimensionen von Massnahmen und die Konsequenzen

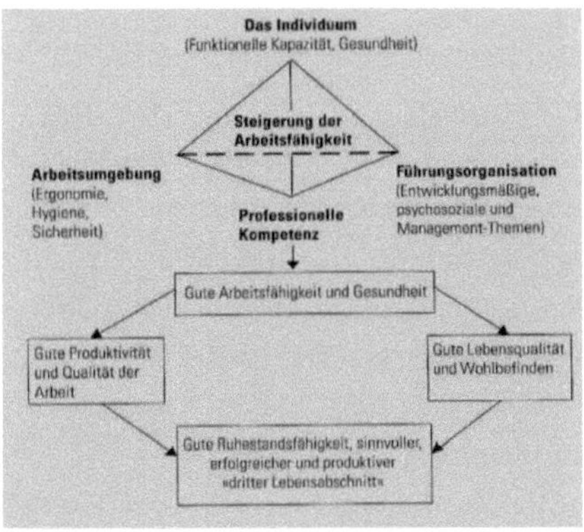

(Aus: Illmarinen/Tempel 2002:237)

Die Autoren gehen davon aus, dass sowohl das Individuum als auch der Arbeitgeber durchaus unterschiedliche Interessen mit guter Arbeitsfähigkeit und Gesundheit verbinden dürfen. Aber das Verhältnis von Individuum, Arbeitsumgebung, Führungsorganisation und professioneller Kompetenz muss ausgewogen sein. Daraus sollte eine gesunde Arbeitskultur und als Folge davon auch eine gute Produktivität und Qualität der Arbeit resultieren.
Das Modell zeigt auf, dass u.a. die individuellen Entwicklungsperspektiven, die psychosozialen Bedingungen im Betrieb und das Führungsverhalten wichtige Einflussfaktoren auf die Arbeitsfähigkeit und das betriebliche Wohlbefinden sind. Zudem spielt es eine grosse Rolle, wie die eigenen Kompetenzen eingesetzt werden können und inwiefern jedem Einzelnen auch angemessene Entscheidungskompetenzen gegeben sind.
Parallel dazu stehen die Vorsorgeleistungen des Betriebes zum eigentlichen Gesundheitsschutz und zur Unfallverhütung.

3.8 Strategien, Konzepte, Programme und Methoden der Betrieblichen Gesundheitsförderung

Im Folgenden wird eine Auswahl von Strategien, Konzepten, Programmen und Methoden der Betrieblichen Gesundheitsförderung aufgezeigt. Dadurch soll ein Eindruck über die Vielfalt der Möglichkeiten und Ansatzpunkte entstehen. Es ist jedoch nicht das Ziel, eine vollständige Sammlung aufzuzeigen, da Massnahmen der Betrieblichen Gesundheitsförderung immer individuell auf Betriebe zugeschnitten werden müssen und sich inhaltlich von Betrieb zu Betrieb unterscheiden können.

3.8.1 Der Settingansatz

Von Baric/Conrad (1999:18ff) werden Settings verallgemeinernd als Organisationen bezeichnet. Organisationen, in welchen Menschen leben, arbeiten und spielen können (Baric/Conrad 1999). In diesem Sinne stellen Organisationen eine „(...) durch ihre Struktur und Aufgabe anerkannte soziale Einheit (...)“ (zit. Baric/Conrad 1999:18) dar. Organisationen wiederum werden beschrieben als „(...) eine bewusst koordinierte soziale Einheit, mit relativ klar abgrenzbaren Zugehörigkeiten, die auf einer relativ kontinuierlichen Basis zur Erreichung eines oder mehrerer Ziele arbeitet.“ (zit. Baric/Conrad 1999:18).
Baric und Conrad (vgl. ebd.) beschreiben das Konzept Setting denn auch als Organisationssystem. Dieses Konzept soll alle Ebenen, Prozesse und Mechanismen, die ein Setting charakterisieren in gesundheitsförderliche Massnahmen einbeziehen. Wobei ein Schwerpunkt bei der Einführung eines partizipativen Managements liegt. Diese Definition von Setting hat einen erweiterten Blickwinkel und Aktionsradius zur Folge, da nun nicht nur spezifische Zielgruppen innerhalb eines Settings im Fokus stehen, sondern alle Menschen, die in und mit

dem Setting zu tun haben. Ein weiterer wichtiger Aspekt des settingspezifischen Ansatzes ist die Vernetzung über das eigene Setting heraus mit anderen gleichartigen Settings. Diese Vernetzung soll einem Dialog zu anstehenden Methoden der Qualitätssicherung dienen. Es wird zudem noch die Form der Allianzen unterschieden. Darunter wird eine Vernetzung von unterschiedlichen Settings verstanden (siehe Abb. 7).

Abb. 7 Beispiel von Netzwerken und Allianzen

Allianzen	Netzwerke		
Krankenhaus 1	Krankenhaus 2	Krankenhaus 3	Krankenhaus n
Schule 1	Schule 2	Schule 3	Schule n
Betrieb 1	Betrieb 2	Betrieb 3	Betrieb n
usw.	usw.	usw.	usw.

(Aus: Baric/Conrad 1999:16)

Grundsätzlich wird in diesem Sinne auch eine Unterscheidung gemacht zwischen Gesundheitsförderung in Settings - dieser Ansatz kommt der Betrieblichen Gesundheitsförderung näher - und den gesundheitsfördernden Settings. Letzteres deckt wie in Abb. 7 gezeigt, ein viel breiteres Spektrum ab, bezieht alle Menschen inner- und zum Teil auch ausserhalb der Settings in ihren Funktionen und Rollen mit ein und stellt höhere Anforderung an die Qualifikationen der Fachpersonen in Gesundheitsförderung sowie deren Strategien und Methoden (vgl. ebd.).

Der Settingansatz stellt also eine grundlegende Form der Betrieblichen Gesundheitsförderung dar. Es ist jedoch gut zu definieren, wie weit das zu bearbeitende Setting reicht.

Für Baric und Conrad (1999) geht der Settingansatz sehr tief in die Organisationsentwicklung hinein. Sie gehen davon aus, dass sich Veränderungen auf der Managementebene wie auch auf der MitarbeiterInnenebene in einem längeren Prozess abspielen.

Der Settingansatz verfolgt dabei folgende Ziele:

- Schaffung einer gesunden physischen, psychischen und sozialen Umwelt
- Volle Integration der Gesundheitsförderung in den Settingalltag
- Unterstützung zur Bildung von Netzwerken und Allianzen
  (vgl. Baric/Conrad 1999:38)

Methodisch schlagen Baric und Conrad (1999) ein dreiphasiges Vorgehen vor.

1. Phase: Grundlagenarbeit
   Diese Arbeit muss auf der Ebene der Leitung und Verwaltung eines Settings erfolgen.

Es geht in einem 1. Stadium um die Bewusstmachung und Überzeugung der Leitung, dass eine Umwandlung ihres Settings in ein gesundheitsförderndes Setting notwenig, machbar und viel versprechend ist. In der Folge muss die Leitung eine Reihe von Verpflichtungen eingehen und für die Entwicklung des Programms ein Team zusammenstellen.
In einem 2. Stadium sollen Fall- und Datenanalysen Informationen über das Setting und Angaben über Gesundheitsprobleme der Settingmitglieder liefern.
Im 3. Stadium geht es darum, die geplanten Veränderungsabsichten bekannt zu geben.
Das 4. Stadium der Grundlagenarbeit dient zur Rekrutierung von Gesundheitsberatern, welche bei der Bearbeitung einzelner Gesundheitsprobleme mithelfen sollen. Ein 5. Stadium dient dazu, den Gesundheitsberatern zu genügend Information betreffend des Umwandlungsprogramms zu verhelfen und ihr Wissen je nach Bedarf zu aktualisieren.

2. Phase: Umsetzung auf der institutionellen Ebene
   In dieser Phase informiert das Programmteam die Settingleitung über die Vorbereitungen, die nötigen Entscheide und die effektive Ausdehnung des Projektes im Setting. Darin enthalten ist in einem 1. Stadium, der Leitung aufzuzeigen, welche Verpflichtungen sie einzugehen hat.
   In einem 2. Stadium geht es dann um die konkrete Rollenverteilung in Bezug auf die Festlegung der zu bearbeitenden Bedürfnisse der Beschäftigten, das Einrichten von Gesundheitszirkeln, das Entwickeln eines Zeitplans und das Planen der Evaluation.
   Schlussendlich sollen in einem 3. Stadium Expertenworkshops stattfinden, um die am Programm Mitarbeitenden mit der nötigen Fachkenntnis auszustatten.
3. Phase: Umsetzung auf der Ebene der Konsumenten
   Diese Phase betrifft die eigentliche Umsetzung der Gesundheitsförderung im Setting.
   Im 1. Stadium wird der Aktionsplan dargestellt, welcher die Auswahl der Schwerpunktthemen in den einzelnen Einheiten des Settings umfasst und die Methoden zur Bearbeitung und Evaluation beschreibt.
   Das 2. Stadium beinhaltet die konkrete Umsetzung: Die Zeitplanung, die Beteiligten, den Ort. Es umfasst auch die Unterstützung durch Experten, geeignete Materialien und die ausgewählten Verfahren zur Evaluation.
   Im 3. Stadium geht es schlussendlich darum, die Rechenschaftspflichtigkeit und den weiteren Prozessverlauf zu sichern. Dies kann durch bereits vorhandene oder noch aufzubauende Qualitätsmanagementsysteme geschehen, die um die Dimension der Gesundheitsindikatoren erweitert werden.
   (vgl. Baric/Conrad 1999:38ff)

3.8.2 Work Life-Balance

Die bereits aufgezeigten Veränderungen der Arbeitswelt machen deutlich, dass die Balance zwischen Arbeit und Privatleben, die Balance zwischen Arbeits- und Lebensqualität, an Bedeutung für die Gesundheitsförderung zunehmen muss.

Ein konkretes Thema, welches auch die BGF betrifft, ist die Work-Life-Balance. Wobei es bei diesem Thema nach heutigem Verständnis um eine ausbalancierte Lebensqualität unter Einbezug der Arbeit und aller Bestandteile des Privatlebens geht. Es entstehen Gesamtkonzepte in denen familienfreundliche Arbeitszeiten einerseits und gesund erhaltenden Arbeitsbedingungen andererseits zusammenfliessen. Dies soll dem Umstand Rechnung tragen, dass ArbeitnehmerInnen heute eine immer höhere Arbeitsdichte bewältigen müssen und andererseits der Ausgleich in der Freizeit zu kurz kommt. Konzepte der Work-Life-Balance beschäftigen sich denn auch mit verschiedensten Aspekten dieser Kombination von Arbeit und Privatleben.

Einerseits sind dies die Motive die für Kuhn und Sommer (2004) auf persönlichkeitsspezifischen Merkmalen, welche durch die kindliche Sozialisation ausgeprägt werden, aufbauen. Andererseits umfassen diese Motive die Berufs- und Arbeitszufriedenheit. Die Berufszufriedenheit bezieht sich auf die ursprünglich einmal getätigte Berufswahl und die daraus entstanden Möglichkeiten zur Entwicklung und Veränderung. Die Arbeitszufriedenheit wiederum hat einen direkten Bezug zum individuell erlebten Arbeitsalltag. Weitere Motive beinhalten Aspekte des individuell geprägten Gesundheitsverhaltens (Gewohnheiten, Lebensstil und soziale Bezüge), der privaten Situation (Partnerschaft und familiäre Situation) und der Arbeitssituation (Aufgabenbereiche, Anforderungen, Arbeitsplatzsicherheit). In all diesen Aspekten liegt Konfliktpotenzial und damit auch die Gefahr für Gesundheitsschädigung. Denn sie wirken sich auf die psychische, körperliche und soziale Gesundheit aus und sind bestimmend für die Kooperation mit den Organisationszielen.

Obwohl sich gesundheitliche Konsequenzen in erster Linie auf den Arbeitnehmer und die Arbeitnehmerin auswirken, haben diese auch eine betriebliche Dimension. Fehlzeiten durch Krankheiten und daraus resultierende Mehrbelastung von anderen Mitarbeitenden sind für Betriebe eine ernst zu nehmende Problematik. Deshalb sollen Work-Life-Programme auf folgende Ziele ausgerichtet sein:

- Zu einer Verbesserung des Lebensgefühls beizutragen
- Den persönlichen und beruflichen Problemdruck zu senken
- Die Arbeitsfähigkeit zu erhalten
- Das private Umfeld zu stärken
- Die Identitätsfindung im Beruf zu fördern

Dazu werden wiederum konkrete Schritte vorgeschlagen:

3. Problemanalyse der Arbeitssituation und des Privatlebens
4. Vermittlung der dynamischen Balance zwischen Arbeit und Privatleben
5. Einzelcoaching zur Benennung und Reflexion von individuellen Problemen mit anschliessender Lösungssuche und entsprechenden Probeläufen
6. analog dazu Aufbau von Gesundheitszirkeln im Betrieb: zur Benennung von betrieblichen Problemen und möglichen Lösungsstrategien, allenfalls auch ergänzt mit Angeboten zur Konfliktlösung bei betriebsinternen Beziehungsproblemen
7. Aufbau eines strukturierten Treffens einer Gruppe von Mitarbeitenden zur fortlaufenden Bearbeitung weiterer betriebsinterner Hemmnisse und Widerstände und zur Integration der Gesundheitsförderung in den Betriebsalltag.
   (vgl. Kuhn/Sommer 2004:158f)

3.8.3 Massnahmen und Strategien zum Thema: Psychische Gesundheit am Arbeitsplatz

Das Staatssekretariat für Wirtschaft (SECO) ortet neben den bereits bekannten Risiken am Arbeitsplatz auch zunehmend neue Ursachen für Gesundheitsstörungen in der Arbeitswelt. Dabei wird davon ausgegangen, dass die Anforderung durch immer neue Arbeitsmethoden und Technologien, die Verdichtung der Arbeit, die Beschleunigung der Arbeitsabläufe und in vielen Sparten die Angst vor dem drohenden Verlust des Arbeitsplatzes und damit der Existenz zu zunehmend mehr Stress bedingten Erkrankungen führen.
Das SECO initiierte deshalb die Schriftenreihe *Psychische Gesundheit am Arbeitsplatz (Teil 1 bis 4)*(vgl. Debiz/Gruber/Richter 2003; Pohlandt/Heymer/Gruber 2003; Richter/Friesenbichler/Vanis 2004; Wenchel 2003). Diese besteht aus verschiedenen Instrumenten zur Betriebsanalyse (inkl. Checklisten), zur Informationsvermittlung und zur Lösungssuche. Im Weiteren gibt es eine ebenfalls von SECO mitinitiierte Internetplattform, welche sich zum gleichen Thema spezifisch an KMUs wendet: www.stressnostress.ch.
Wie wichtig es ist, dieses Thema in den Blickwinkel der BGF und der Prävention zu rücken, macht eine vom SECO in Auftrag gegebene, in der Schweiz durchgeführte und Studie zum Thema „Die Kosten des Stresses in der Schweiz“ sichtbar. Die von Ramaciotti und Perriard (2000) durchgeführte Studie zeigt auf, dass sich 82% der Befragten gestresst fühlen. Davon geben 70% an, keine gesundheitlichen Einschränkungen durch den Stress zu verspüren. Von den Gestressten geben aber mehr als ein Viertel (26.6%) an, oft bis sehr oft gestresst zu sein. Davon wiederum sind 12.2% zu einer gefährdeten Gruppe zu zählen, da sie Stress nicht oder nur ungenügend bewältigen können, sich nicht gesund fühlen und in diesem Zusammenhang Medikamente einnehmen, den Arzt aufsuchen und sich in ihrer Leistungsfähigkeit (beruflich und privat) eingeschränkt fühlen. Die Studie beziffert die Summe der „Stresskosten“ auf 4.2 und 8 Milliarden Franken (vgl. Ramaciotti/Perriard 2000).

Indikatoren für arbeitsbedingten Stress auf der Organisationsebene können sein: häufige Beschwerden der Mitarbeitenden, dass die Arbeit nicht zu schaffen sei, hohe Fehlzeiten, hohe Personalfluktuation, Disziplinprobleme, Mobbing, geringere Arbeitsleistung oder Abnahme der Qualität, gehäufte Unfälle, höhere Fehlerquote, usw.
Auf der individuellen Ebene kann dies heissen: gehäufte Suchtproblematiken, Schlafprobleme, Ängste, Depressionen, Konzentrationsschwierigkeiten, Reizbarkeit, familiäre Probleme, Rückenschmerzen, Herzprobleme, Magenulceras, Bluthochdruck usw. (vgl. Böhm/Böhm 2004:147).
Deshalb sollten sich BGF Konzepte und Strategien zur Minderung von arbeitsbedingten Stressproblematiken den folgenden Ansatzpunkten widmen.

Abb. 8 Ansatzpunkte zur Bewältigung von arbeitsbedingtem Stress

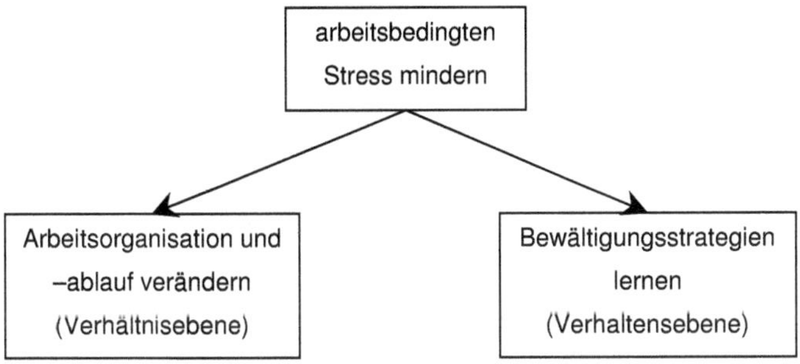

(vgl. Böhm/Böhm 2004:145)

3.8.4 *KMU-Vital* ein konkretes Programm zur BGF in Klein- und Mittelbetrieben

Gesundheitsförderung Schweiz (Download 23.04.2005) initiierte und finanzierte im Rahmen ihres Schwerpunktprogramms 2 „Arbeit und Gesundheit" das Modellprojekt *KMU-vital.* Im Rahmen des Projektes wurden spezifisch auf die Bedürfnisse von KMUs angepasste Module zur Betrieblichen Gesundheitsförderung erarbeitet, getestet und evaluiert. Das Projekt wurde 2004 abgeschlossen. Die Inhalte stehen auf dem Internet allen interessierten KMUs zur Verfügung (www.kmu-vital.ch).
Die zur Verfügung gestellten Programmteile beinhalten verschiedene Module. Eine Auswahl davon ist im Folgenden dargestellt.

Management- und Mitarbeiterbefragung

Diese Module dienen dazu, eine Standortbestimmung bezüglich gesundheitsförderlicher Strukturen im Betrieb aus Sicht des Managements und der Mitarbeitenden zu erstellen. Es sollen Problemfelder identifiziert und eine Sensibilisierung für das Thema betriebliche Gesundheit ermöglicht werden.

Arbeitsgestaltung

In diesem Modul geht es darum, Vorgehensweisen aufzuzeigen, um Veränderungs- und Umstrukturierungsmassnahmen in Bezug auf eine gesundheitsförderliche Arbeitsgestaltung durchführen zu können.

Zusammenarbeit im Team

Dieses Modul hat zum Ziel, die Kommunikationsstrukturen zu verbessern, eine bewusste Förderung von konstruktiver Kritik zu ermöglichen und Stärken und Verbesserungspotentiale der Teammitglieder aufzuzeigen.

Stressmanagement

Mit diesem Modul wird angestrebt, die Anforderungen des Arbeitsalltages den individuellen Strategien zur Bewältigung gegenüber zu stellen, Stressoren und Ressourcen aufzuzeigen und eine Optimierung der Bewältigungsstrategien zu ermöglichen.

Weitere Module sind: Einstiegsworkshop, Gesundheitszirkel, Aspekte der Ergonomie, BGF als Führungsaufgabe und Wellness.

Es wird empfohlen, für die verschiedenen Module Fachpersonen aus dem Bereich Gesundheitsförderung als Berater oder Moderatoren beizuziehen.

(vgl. KMU-Vital Download 06.05.2005)

3.8.5 Kritische Betrachtung dieser Programme, Strategien und Methoden als Überleitung zur BGF in der Spitex

Die allgemeinen Grundlagen zur Betrieblichen Gesundheitsförderung, gemeint sind die Ottawa Charta, die Luxemburger-Deklaration und die Lissabonner-Erklärung, beziehen sich in ihren Bestrebungen auf alle Bereiche der Betrieblichen Gesundheitsförderung. Die beschriebenen Programme, Strategien und Methoden müssten sich eigentlich auch auf alle Berufssettings und vor allem auf beide Geschlechtergruppen anwenden lassen. Gerade für die im folgenden Kapitel beschriebenen, spezifischen betrieblichen Gegebenheiten der Spitex ist dies fraglich. Einige der oben aufgezeigten Inhalte gehen eher von einer Vollzeitbeschäftigung und von einer eher männlichen Belegschaft aus. Die Gegebenheiten und Vorausset-

zungen in der Spitex zeigen jedoch deutlich, dass Programme sich auch auf Teilzeitbeschäftigte Frauen, die zudem absolut dezentral arbeiten und viel unterwegs sind ausrichten müssten. Zudem sind Frauen häufiger als Männer neben ihrer Berufsrolle noch Familienarbeiterinnen, welche vor und nach der Erwerbsarbeit auch heute noch einiges an Arbeit zu Hause erledigen müssen. Im Gegensatz zu den, durch die Männer öfters ehrenamtlich ausgeübten Tätigkeiten neben der eigentlichen Erwerbsarbeit, können die Frauen aber die Familienarbeit nicht einfach abgeben, wenn es ihnen zu viel wird. Sie muss sowieso erledigt werden. Es stellt sich die Frage, wie weit in heutigen jungen Familien die klassischen Rollenverteilungen weiter bestehen? So ist zum Beispiel die Begrifflichkeit *Work-Life-Balance* für Frauen oft nicht sehr nahe an ihrer Realität. Nach der Erwerbsarbeit erfolgt, zumindest für diejenigen Frauen mit Familie nicht einfach der Wechsel zum „Life“. Gerade in der Spitex arbeiten die Frauen aus familiären Gründen oft in einem Teilzeitpensum.
Die obigen Programme beschränken sich in der Regel auf die Stressoren oder diejenigen gesundheitlichen Aspekte innerhalb des Betriebes. Für viele berufstätige Frauen und eben spezifisch für diejenigen in der Spitex, ist das berufliche Engagement aber nicht vom familiären Einsatz zu trennen. Beide Ebenen können zum Erhalt der Gesundheit beitragen, aber sie sind auch Stressoren, die es zu bewältigen gilt. Dazu könnten die Betriebe etwas beitragen. Praktisch keines der oben beschriebenen Programme beschäftigt sich explizit mit der Perspektive Familie und Berufstätigkeit. Die Fachstelle „Und“ mit Kontaktstellen in Basel, Bern, Luzern und Zürich bietet Beratung, Bildung, Öffentlichkeitsarbeit und Projekte (Projektbegleitungen) in diesem wichtigen Themengebiet auch für Betriebe und ihr Management an.

Abb. 9 Familie und Erwerbsarbeit gemeinsam jonglieren

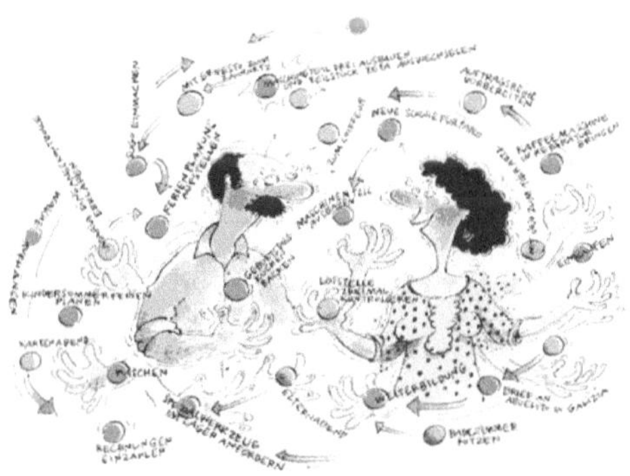

(Cartoon von Sylvia Vananderoye)

Quelle: Download (25.06.2005) www.und-online.ch

Zudem ist es fraglich, inwiefern sich bereits bestehende Programme mit Möglichkeiten von anderen Arbeitszeitmodellen für Männer auseinandersetzen. Ebenso dürfte es sich mit BGF-Massnahmen verhalten, deren Blickwinkel sich speziell auch auf die Bedürfnisse von älteren ArbeitnehmerInnen ausrichten.

4 DER SPEZIFISCHE BLICKWINKEL AUF DAS SETTING SPITEX

4.1 Auftrag und Angebote der spitalexternen Hilfe und Pflege zu Hause (Spitex)

Der Spitex, als wichtiger Teil des schweizerischen Gesundheits- und Sozialwesens, kommt die Aufgabe zu, Menschen aller Altersgruppen das Wohnen und Leben zu Hause auch bei vorübergehender oder anhaltender Einschränkung ihrer Selbstpflegefähigkeiten zu ermöglichen. Sie erbringt dabei (nach Krankenpflege - Leistungsverordnung, KLV) kassenpflichtige Leistungen, die von einem Arzt verordnet oder beauftragt sein müssen und nicht kassenpflichtige Leistungen. Die Pflichtleistungen umfassen neben Behandlungs- und Unterstützungsangeboten auch eine umfangreiche Bedarfsklärung, die periodisch wieder überprüft und angepasst wird, sowie Beratungs- und Anleitungsaufgaben. Die Nichtpflichtleistungen umfassen in der Regel hauswirtschaftliche Angebote (z.B. Wohnungsreinigungen, Wäsche machen, Einkaufen, Kochen usw.), die von den Klientinnen oder Klienten selbst bezahlt werden müssen. Allenfalls hilft eine speziell abgeschlossene Zusatzversicherung.

Über die Bedarfsklärung gewährleistet die Spitex, dass nur Leistungen erbracht werden, welche die Klientin oder der Klient auch wirklich benötigt (vgl. Bundesamt für Sozialversicherung (BSV) (Hrsg.) Spitex Statistik 2003. 2004:2).

Der Spitexauftrag geht von der Hilfe zur Selbsthilfe aus (Subsidiaritätsprinzip) und ist in diesem Sinne auf die Selbständigkeit der Klientin oder des Klienten ausgerichtet. Er bezieht nach Möglichkeit Angehörige oder ein anderes soziales Umfeld mit ein. Eine wichtige Aufgabe der Spitex besteht zudem darin, im Rahmen der jeweiligen Anforderungen mit weiteren Leistungserbringern des Gesundheits- und Sozialwesens zusammenzuarbeiten und zu kooperieren. Dies können sein: der ärztliche Bereich, Ergotherapie, Physiotherapie, Logopädie, Sozialamt, Teilzeiteinrichtungen (z.B. Tageskliniken), Pro Juventute, Pro Infirmis, Pro Senectute, usw. Sie sichert Kontinuität in der Auftragserfüllung, in dem sie die Zusammenarbeit so weit als möglich koordiniert (vgl. Conte, Elisabeth 1995:9).

Die Angebote werden zudem in Kerndienstleistungen und zusätzliche Leistungen unterschieden. Zu den Kerndienstleistungen gehören sämtliche kassenpflichtigen pflegerischen Leistungen gemäss KLV, die nichtkassenpflichtigen Leistungen im Rahmen von hauswirtschaftlichen Angeboten und zum Teil der Mahlzeitendienst. Weitere Dienstleistungen, die je nach Organisation erbracht werden, können sein: Fahrdienste, Mütter- und Väterberatungen, Pflegemobiliarverleih, usw. (vgl. Bundesamt für Sozialversicherung (BSV) (Hrsg.) Spitex Statistik 2003. 2004:3).

Aus einer geschichtlichen Dimension heraus ist zum Auftrag zu ergänzen, dass die Spitex von je her auch in der Gesundheitspflege und Gesundheitserziehung tätig war. MitarbeiterInnen der Spitex waren es, die in den Haushaltungen unter anderem auch die Hygenisierung der Bevölkerung vorantrieben und mittels Säuglingskontrollen (deshalb ist auch heute noch in vielen Gemeinden die Mütter- und Väterberatung der Spitex angehängt) oder mittels Kropf- oder Impfkontrollen präventivmedizinisch dienten (vgl. Conte, Elisabeth 1995:11ff). Heute ist dieser Aufgabenbereich weiterhin von grosser Bedeutung, wenn auch die Kropfkontrolle kein Thema mehr ist.

4.2 Die Spitex ist grösstenteils „weiblich"

Die Geschichte der ersten Spitexorganisationen wird auf das 19. Jahrhundert zurückgeführt. Die Spitex deckte damals die Pflege der ärmeren Bevölkerungsschichten ab, welche sich bei Krankheit, Geburt oder Unfall wenig bis gar keine Unterstützung leisten konnten. Die Pflegerinnen erhielten denn auch oftmals nur ein kleines Entgelt, arbeiteten kostenlos oder erhielten Naturalien. Schon damals waren es ausschliesslich Frauen, die dieser Tätigkeit nachgingen. Sie entstammten der bürgerlichen Bevölkerungsschicht und ihre Aufgaben wurden ihnen aufgrund der damals als typisch weiblich geltenden Attribute zugeschrieben (vgl. Bischof, Claudia 1992).
Heute sind die Mitarbeitenden einer Spitexorganisation zum grossen Teil weiterhin Frauen. Laut offiziellen Zahlen arbeiten im ambulanten Bereich des Gesundheitswesens 77% Frauen (vgl. Bundesamt für Sozialversicherungen (Hrsg.) Soziale Sicherheit. 2004:268). In der Spitex liegt der Frauenanteil aber noch wesentlich höher, nämlich bei 97 – 98% (vgl. Anhang). Dies hat unter anderem damit zu tun, dass die Kerndienstleitungen der Spitex grösstenteils den Hilfe- und Pflegeberufsgruppen zuzuordnen sind. Diese Berufsgruppen sind von ihrer Geschichte her, wie oben beschrieben, den typischen Frauenberufen zugeordnet. Zudem weist die Spitex eine enorm hohe Rate von Teilzeitarbeitenden auf, und die Mitarbeiterinnen sind oft Wiedereinsteigerinnen in Familiensituationen im mittleren Lebensalter. Die technischen Bereiche der Krankenpflege, in welchen ein grösserer Anteil von Männern arbeitet, sind in der Spitex noch kaum vertreten. Die Aufgaben der Haushilfe werden fast ausschliesslich von Frauen erbracht.

4.3 Organisationsmerkmale von Spitexorganisationen

90% der Spitexorganisationen sind heute noch als privatrechtliche, gemeinnützige Vereine organisiert (vgl. Bundesamt für Sozialversicherung (BSV) (Hrsg.) Spitex Statistik 2003. 2004:6). Diese Rechtsform ist in vielen Fällen aufgrund der ursprünglichen Trägerschaft entstanden. Dies waren unter anderem: kirchliche Kreise, christliche Arbeitervereinigungen oder örtliche Kolpingvereinigungen.

4.3.1 Organigramm

Abb. 10 Beispiel eines Organigramms

Fehler! Keine gültige Verknüpfung.

(Darstellung des Autors)

Viele Spitexorganisationen sind von ihrem MitarbeiterInnenbestand her zu den Klein- und Mittelbetrieben zu zählen. In den meisten Kantonen ergeben sich 1 bis 2 Vollzeitstellen pro 1000 Einwohnern (vgl. für Sozialversicherung (BSV) (Hrsg.) Spitex Statistik 2003. 2004:12). Während es in den Städten bereits grossteils Verbünde verschiedener Spitexvereine oder gar nur eine Organisation für die ganze Stadt gibt, bestehen auf dem Land oft pro Gemeinde oder Gemeindeverbund einzelne kleine Organisationen. Tendenziell werden aber kleine Spitexorganisationen zukünftig Mühe haben, sich finanziell über Wasser zu halten. Die Unterstützungsbeiträge vom Bund gehen zurück und die finanzielle Last für die Gemeinden und Vereine wird grösser. Damit verbunden ist für die Mitarbeiterinnen und Mitarbeiter auch ein drohender Verlust der Arbeitsstelle, durch Kürzungen der Stellenpläne oder durch Umverteilungen der Arbeit auf weniger qualifiziertes Personal. Zudem steigt der Leistungsdruck bei den Mitarbeitenden.

4.3.2 Personalzusammensetzung

Wie das obige Organigramm zeigt, arbeiten auf der operativen Ebene Personen aus verschiedensten Berufsgruppen zusammen. Die folgende Grafik des BSV zeigt die einzelnen Gruppen nach Ausbildungen auf.

Abb. 11 Personal nach Ausbildung

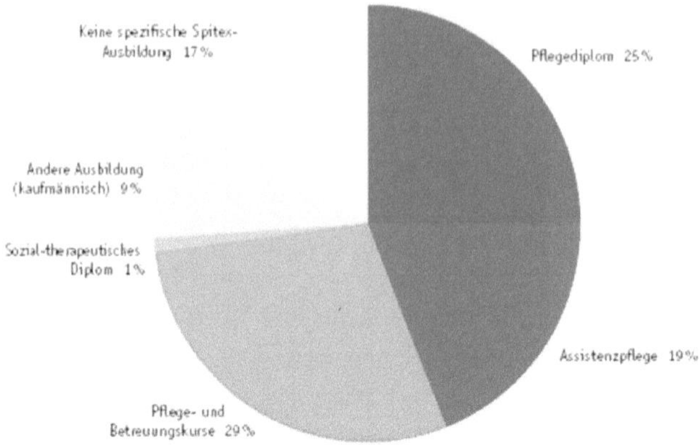

(Aus: Bundesamt für Sozialversicherung (BSV) (Hrsg.) Spitex Statistik 2003. 2004:9)

Betriebliche Gesundheitsförderung muss sich grundsätzlich an alle beteiligten Berufsgruppen innerhalb des Betriebes richten und dabei spezifische wie auch übergreifende Themenschwerpunkte bearbeiten. Im Folgenden sind die einzelnen Berufsgruppen und ihre Funktionen kurz beschrieben.

4.3.2.1 Die Leitungsinstanzen

Auf der strategischen Leitungsebene amtiert in der Regel der Vereinsvorstand. Er untersteht der Mitgliederversammlung des Vereins (siehe Organigramm). Es ist oftmals so, dass einzelne Vorstandsmitglieder zusätzlich auf der operativen Führungsebene in spezifischen Aufgabenbereichen tätig sind. Die Vorstandsmitglieder verfügen nur zum Teil über spitexspezifische Fachkenntnisse und kommen in der Regel nicht aus Pflege- oder anderen Sozialberufen. Somit arbeiten die Mitarbeitenden der Spitex häufig unter fachfremden Vorgesetzen (vgl. Conte, Elisabeth 1995).

Auf der operativen Ebene arbeitet in der Regel eine hauptverantwortliche Leitung, welche die organisatorischen, planerischen, administrativen und verwaltungsspezifischen Aufgaben gewährleistet. In der Regel ist eine solche Leitung in einem hochprozentigen Pensum (80-100%) angestellt. Sie hat fast immer eine pflegerische Grundausbildung mit einigen Erfahrungsjahren und eine oder mehrere Führungsausbildungen. Neben den rein administrativen Aufgaben hat sie auch die Aufgabe, das Personal auszuwählen und zu führen. Die Leitungsperson hat oftmals auch als erfahrenste Berufsperson im Team die Aufgabe, die Erstkontakte zu den neuen Klientinnen oder Klienten herzustellen und die Bedarfsklärung durchzuführen. Gerade in den heute noch vielen kleinen Spitexbetrieben der Gemeinden deckt die Betriebsleiterin oftmals mehrere Funktionen gleichzeitig ab.

4.3.2.2 Die Administration

Während in kleineren bis mittleren Organisationen die administrativen Aufgaben von stundenweise angestellten kaufmännischen Mitarbeiterinnen abgedeckt werden, gibt es in grösseren Organisationen fest angestellte Sachbearbeiterinnen für diese Aufgaben. Sie sind es denn auch, die den telefonischen Erstkontakt mit den Klientinnen oder Klienten haben, die Personalien aufnehmen, den Bedarfsklärungstermin mit der Betriebsleiterin oder einer anderen zuständigen Person vereinbaren, die administrativen Aufgaben gewährleisten und das Inkasso durchführen. In der Regel sind die Mitarbeiterinnen dieses Bereiches keine medizinischen Fachpersonen. Sie eignen sich das benötigte Knowhow durch Erfahrung an. Ihre Ausbildungen reichen vom Spektrum her von einer Bürolehre, über Arztsekretärin bis hin zur kaufmännischen Berufslehre.
Ihre Schnittstellen zu den anderen MitarbeiterInnengruppen sind über die administrativen Aufgaben gegeben.

4.3.2.3 Die Pflegenden

Diplomierte Pflegefachfrauen und –männer sind diejenigen, die im direkten Klientinnen- oder Klientenkontakt stehen. Sie bewältigen zusammen mit den Hauspflegerinnen (3 jährige Ausbildung mit Fähigkeitsausweis), den Pflegeassistenten und Pflegeassistentinnen (1 jährige Ausbildung mit Fähigkeitsausweis), Hilfspersonal und Laienmitarbeiterinnen den Grossteil der Kernaufgaben einer Spitexorganisation. 53% der Kerndienstleistungen umfassen Pflegeaufgaben (vgl. für Sozialversicherung (BSV) (Hrsg.) Spitex Statistik 2003. 2004:15). Das diplomierte Pflegepersonal trägt in diesem Aufgabenfeld die Hauptverantwortung. Es verfügt zu diesem Zweck über eine vom SRK anerkannte Pflegeausbildung zum Diplomniveau 1 oder zum Diplomniveau 2. Einige haben zudem noch spitexspezifische Weiterbildungen absolviert, mit denen sie sich für dieses Fachgebiet der Krankenpflege spezialisiert haben.

4.3.2.4 Die Haushilfe

Die Haushilfen bewältigen 40% der Kerndienstleistungen in Form von hauswirtschaftlichen Aufgaben, wie etwa Einkaufen, Reinigen der Wohnung, Besorgen der Wäsche, usw. (vgl. für Sozialversicherung (BSV) (Hrsg.) Spitex Statistik 2003. 2004:15). Sie stehen durch ihre Aufgaben ebenfalls in direktem Kontakt mit den Klientinnen und Klienten. Manchmal verfügen sie über Pflege- und Betreuungskurse, was ihnen etwas Sicherheit im Umgang mit den Klientinnen und Klienten ermöglicht. Zum Teil haben sie aber keine in dieser Art unterstützenden Fachkenntnisse. Oftmals arbeiten diese Frauen ohne feste Teamanbindung im Auftragsverhältnis.

4.3.2.5 MitarbeiterInnen für spezifische Dienstleistungen

Zu den obigen Mitarbeitenden kommen je nach Organisation und Angebot noch Mitarbeitende hinzu, die stundenweise für spezifische Aufgaben eingesetzt werden.
Solche Aufgaben können sein: Fahrdienste für den Transport von Klientinnen oder Klienten z.B. zum Hausarzt, MahlzeitenverträgerInnen, Pedicureanbieterinnen, Sitznachtwachen (Freiwilligendienst zur Begleitung Sterbender), Mütter-/Väterberaterinnen, usw.

4.3.3 Teilzeitarbeitende

Wie bereits erwähnt ist der Anteil der Teilzeitarbeitenden in Spitexorganisationen sehr hoch. Das durchschnittliche Anstellungspensum liegt bei 39%. Die folgende Grafik verdeutlicht, dass dabei der Anstellungsgrad je nach Berufsgruppe unterschiedlich verläuft. Zudem ist zu beachten, dass ein guter Teil der Teilzeitpensen nicht im Rahmen einer Festanstellung geleistet wird.

Abb. 12 Durchschnittlicher Anstellungsgrad

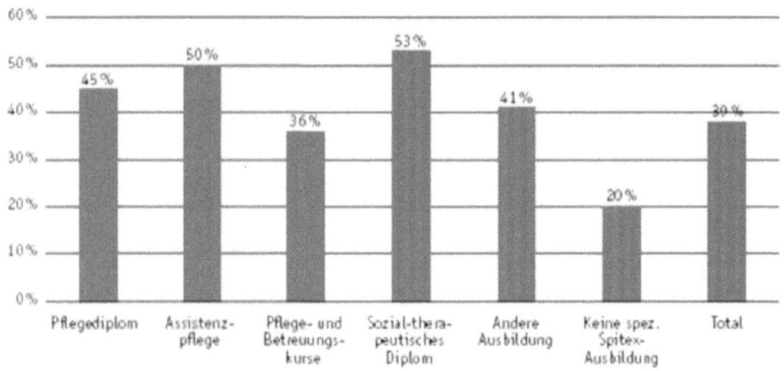

(Aus: Bundesamt für Sozialversicherung (BSV) (Hrsg.) Spitex Statistik 2003. 2004:10)

4.3.4 Die Altersgruppen unter den Mitarbeitenden

Wie der Auszug aus der Spitexstatistik des Kantons Luzern zeigt (vgl. Anhang) gibt es für die Betriebe eine weitere beeinflussende Dimension, nämlich die bereits heute bemerkenswerte Altersverteilung der MitarbeiterInnen von Spitexorganisationen. Die meisten Mitarbeitenden sind über 35 Jahre alt. Eine Spitze zeigt sich bei den 45 - 49 Jährigen. Diese spezifische Alterverteilung setzt sich mit immer noch hohen Werten fort bis in die Altersgruppe der 55 – 59 Jährigen. Diese Altersverteilung dürfte sich in den nächsten Jahren nicht nach unten korrigieren, die Tendenz weist sogar eher noch nach oben. Wie bereits beschrieben, ist das

Setting Spitex typisch für Wiedereinsteigerinnen. Zudem wird die Arbeit in der Spitex von vielen Mitarbeitenden als besser bewältigbar eingestuft, als zum Beispiel eine entsprechende Arbeit in einem Spital. Die Hektik und der Stress werden laut mündlichen Aussagen von Mitarbeitenden als einfacher zu handhaben und zu bewältigen betrachtet. Dazu trägt sicherlich die eher mittel- bis langfristige Auftragsdauer bei, was wiederum unter anderem daraus resultiert, dass knapp Dreiviertel des Spitexklientels im AHV Alter ist (vgl. für Sozialversicherung (BSV) (Hrsg.) Spitex Statistik 2003. 2004:13) und die Betreuungs- und Unterstützungssituationen durch weniger akute Verläufe geprägt sind.
Obwohl die obigen Angaben nur auf dem Auszug eines Kantons bauen, darf davon ausgegangen werden, dass die Altersverteilung in grossen Teilen der Schweiz nicht stark variiert. Basiert doch die verwendete Statistik auf Angaben aus ländlichen, wie auch aus städtischen Gebieten und von kleineren und grösseren Spitexbetrieben oder -verbünden, wie sie in der ganzen Schweiz anzutreffen sind.

4.4 Gesundheitliche Chancen und Herausforderungen des Arbeitsfeldes Spitex

Dieses Kapitel widmet sich ausschliesslich denjenigen Berufsgruppen, die direkt mit den Klientinnen und Klienten in Kontakt stehen und bei ihnen Zuhause arbeiten. Die gesundheitlichen Chancen und Herausforderungen liegen dabei oft sehr nahe beieinander. Was von den einen als Chance erlebt wird, ist für die anderen eine schwer zu bewältigende Herausforderung. Als Quelle für die Angaben wird eine ältere Arbeit aus dem Jahr 1995 von Elisabeth Conte beigezogen. Diese ist die einzig verfügbare Arbeit mit dem benötigten Detaillierungsgrad zur Beschreibung des konkreten Tätigkeitsbereiches der Spitex Mitarbeitenden.

4.4.1 Der Blick auf Aspekte der psychischen und emotionalen Gesundheit

Anders als in den Spitälern ist es nicht der ärztliche Bereich der die Leistung und das Angebot hauptsächlich prägt. In der Spitex sind es die Mitarbeitenden der oben beschriebenen Berufsgruppen, die im Rahmen der Kern- oder Zusatzangebote der jeweiligen Organisation die Leistungen und das Angebot gestalten und bestimmen. Sie haben dabei in der Regel einen **grösseren Handlungsspielraum** als Pflegende im Spital. Vorausgesetzt, die jeweiligen Arbeitgeber ermöglichen eine entsprechende Strukturqualität (vgl. Conte, Elisabeth 1995).
In diesem Sinne darf hier von einer gesundheitlichen Chance gesprochen werden. Angemessenen Handlungsspielraum im Berufsleben zu besitzen, trägt zur Selbstbestätigung und Selbstverwirklichung bei. Beides sind wichtige Voraussetzungen zum Erhalt der Gesundheit.

Eine weitere Entwicklung die auf die Arbeitswelt der Mitarbeiterinnen und Mitarbeiter der Spitex Einfluss hat, ist die zunehmend **schnellere und häufigere Überweisung von noch akutkranken oder sterbenden Menschen** aus dem Spital an die Spitex. Gerade in städtischen Gebieten hat sich diese Tendenz in den letzten Jahren stark bemerkbar gemacht. Die zeitlichen, personellen und fachlichen Ressourcen von Spitexorganisationen werden dadurch oft stark strapaziert. Auswirkungen auf Stellenpläne lassen sich oftmals nicht so schnell realisieren. Die immer häufiger benötigte Aktualisierung des fachlichen Wissens, vor allem für den Pflegebereich, ist aufwändig (vgl. ebd.).
Der daraus entstehende Leistungsdruck kann für MitarbeiterInnen anspornend wirken. Es lassen sich daraus positive Auswirkungen für die Gesundheit erkennen. Dies vor allem dann, wenn den sich verändernden Anforderungen auch ein entsprechendes Entwicklungspotential gegenüber gestellt werden kann, zum Beispiel in Form von stetiger Weiterbildung. Solchen Bestrebungen stehen aber häufig die erschwerenden Umstände von Teilzeitmitarbeitenden gegenüber, welche ja bekanntlich in der Spitex einen Grossteil der Mitarbeitenden ausmachen.
Steigender Leistungsdruck ist heute aber wie weiter oben beschrieben, oftmals verantwortlich für eine Verschlechterung der Gesundheit von Mitarbeitenden. Dies gilt in zunehmendem Masse auch für die MitarbeiterInnen von Spitexbetrieben.

Die Mobilität ist eine der grundlegenden Voraussetzungen, um den Auftrag der Spitex gewährleisten zu können. Zur typischen Arbeitswelt derjenigen MitarbeiterInnen, die im direkten beruflichen Kontakt mit den Klientinnen und Klienten stehen, gehört es deshalb, dass sie beruflich mobil oder noch treffender ausgedrückt „**Fahrende**" sein müssen. Die direkte Arbeit bei den Klientinnen und Klienten beginnt und endet an der Haustüre der jeweiligen Personen. Die Einsatzzeiten der einzelnen Berufsgruppen variieren stark. So haben Dipl. Pflegefachfrauen oder –männer in der Regel Einsatzzeiten zwischen 15 Minuten und einer Stunde pro Klientin/Klient. Dies hat zur Folge, dass sie während eines Arbeitstages immer wieder zwischen den verschiedenen Klientinnen oder Klienten transferieren. Haushilfen haben in der Regel längere Einsatzzeiten (eine bis mehrere Stunden). Sie transferieren dementsprechend etwas weniger als ihre Kolleginnen der Pflege. Diese Transfers stehen nicht selten unter leichtem bis ausgeprägtem Zeitdruck und müssen bei jeder Witterung und unterschiedlichsten Strassenverhältnissen durchgeführt werden. Zudem sollen sie den Ansprüchen des Betriebes, den kürzesten Weg zu wählen und die Fahrzeit so kurz wie möglich zu halten, gerecht werden. Ihre Klientinnen oder Klienten rechnen zu einem vorher festgelegten Zeitpunkt mit ihrem Eintreffen. Bei Erstbesuchen kommen zudem noch Aspekte der Ortskenntnisse dazu, welche nicht immer vorausgesetzt werden können (neue MitarbeiterInnen). Eine hohe Konzentration und gute Fahrzeugbeherrschung ist deshalb gefordert. In manchen Spi-

texorganisationen stehen den Mitarbeiterinnen und Mitarbeitern betriebseigene Fahrzeuge zur Verfügung, was einerseits positiv sein kann, da damit kein ein eigenes Fahrzeug vorhanden sein muss. Andererseits heisst dies für alle Mitarbeitenden, dass sie sich teilweise mit wechselnden Fahrzeugtypen zurechtfinden müssen.
In diesem Sinne setzt das Fahren die MitarbeiterInnen beruflich einem erhöhten Gesundheitsrisiko aus und kann zu einem grösseren Stressor werden, der schwer zu bewältigen ist. Dies bedingt Massnahmen der BGF.
Das Fahren wird aber von den Mitarbeiterinnen und Mitarbeitern auch als willkommene Möglichkeit zur Distanzschaffung und Übergang vom vorherigen zum folgenden Einsatz verstanden (vgl. Conte, Elisabeth 1995). Was im Sinne von Psychohygiene und Abgrenzung zur Gesundheit beiträgt.

4.4.2 Der Blick auf Aspekte der sozialen Gesundheit

Die Zusammenarbeit intern wie extern gehört zu einem der zentralen Aufgabengebiete der Spitex. Im Zentrum steht dabei der **Informationsfluss**. Diese Aufgaben sind für Spitexmitarbeiterinnen und –mitarbeiter jeweils mit besonderem Aufwand verbunden. Die Zusammenarbeitspartner sind nicht immer leicht zu erreichen, und die benötigten Informationen dadurch erst mit einer gewissen Zeitverschiebung zugänglich. Zudem ist die Initiative zur Informationsbeschaffung in den meisten Fällen der Spitex überlassen und funktioniert somit für diese nach dem „Holprinzip“ (vgl. Conte, Elisabeth 1995). Dies wird auch darauf zurückgeführt, dass die Zusammenarbeitspartner häufig freiberuflich tätig sind (Ärzte, Physiotherapeuten, Ergotherapeuten, usw.) und Gespräche und Zusammenkünfte von ihnen oftmals nicht den Versicherungen verrechnet werden können. Gerade der Informationsfluss zwischen den einzelnen Partnern ist aber eine sehr wichtige Voraussetzung für die Qualität und Effizienz der Pflege und die Unterstützung, welche die Mitarbeitenden zu erbringen haben.
Der Informationsfluss ist auch ein spitexinternes Thema. Auch hier wird der Informationsfluss durch die dezentralen Arbeitsorte der Mitarbeitenden erschwert. Oftmals müssen die Kontakte untereinander per Telefon oder schriftlich erfolgen.
Ein möglichst reibungsloser Informationsfluss lässt auf gegenseitige Wahrnehmung, Akzeptanz und Wertschätzung schliessen. All dies sind Faktoren, die zum Wohlbefinden und damit nicht unwesentlich zur Gesundheit am Arbeitsplatz beitragen. In diesem Sinne lässt sich die Situation in der Spitex wohl eher als oftmals schwer zu bewältigende Herausforderung bezeichnen.

Conte (1995) beschreibt als weiteren wichtigen Aspekt der internen Zusammenarbeit die sich zum Teil **überschneidenden Kompetenzbereiche** der Dipl. Pflegefachpersonen und der Dipl. Hauspflegepersonen. Als problematisch wurde in ihrer Untersuchung sichtbar, dass

durch Konkurrenzierungsängste in Bezug auf Pflegesituationen und durch die unterschiedliche fachliche Kompetenz Konflikten entstehen. Diese wiederum wirken sich auf die gegenseitige Kommunikation und Zusammenarbeit negativ aus. Zudem tragen sie unter Umständen dazu bei, dass Klientinnen oder Klienten frühzeitig ins Alters- oder Pflegeheim müssen, weil die Hilfe und Pflege aus Mangel an Fachkompetenz dekompensiert.
Über angemessene Kompetenzen zu verfügen und sich derer auch bewusst zu sein, trägt zur Gesundheit am Arbeitsplatz im Sinne von Verantwortungsbewusstsein bei. Verantwortungsbewusstsein kann einerseits zur Motivation und andererseits auch zur wichtigen Wahrnehmung von eigenen oder strukturellen Grenzen beitragen.

Zusätzlich haben Spitexmitarbeitende ein eher **träges fachliches Unterstützungssystem**. Vor Ort sind sie meistens als einzeln auftretende Fachpersonen auf sich allein gestellt. Sie müssen die Situation umfassend einschätzen können, die Entscheidung zum Einbezug weiterer Fachpersonen initiieren und die fachliche, soziale und oft auch persönliche Verantwortung tragen. Obwohl der Auftrag vom Arzt gegeben werden muss und dieser auch die fachliche Verantwortung trägt, sind die Mitarbeitenden der Spitex vor Ort immer auf sich allein gestellt (vgl. Conte, Elisabeth 1995). Vor allem für die weniger gut ausgebildeten Haushilfen oder Laienpflegenden fehlt oft ein angepasstes fachliches Unterstützungsnetz. Sie befinden sich häufig in den gleichen schwierigen und anspruchsvollen Unterstützungssituationen wie die besser ausgebildeten Pflegefachpersonen, aber in einer anderen Rolle und in der Regel über längere Zeitspannen. Ein fachlich angepasstes Unterstützungsnetz wäre auch notwendig in Bezug auf die häufig lang anhaltenden, ungewiss verlaufenden und emotional belastenden Situationen, die alle Berufsgruppen unterschiedlich erleben.
Im Berufsleben Verantwortung tragen zu können ist ein wichtiger Aspekt für Gesundheit. Sie birgt aber gerade unter diesen Umständen auch die Gefahr der Überforderung.

Während in einem Spital die Mitarbeitenden in vertrauter Umgebung arbeiten und die Patientinnen und Patienten oftmals in eine unbekannte Welt kommen, ist es in der Spitex genau umgekehrt. Die **Spitexmitarbeitenden sind Gast** bei ihren Klientinnen/Klienten und allfälligen Angehörigen. Sie sind gefordert, fachlich anspruchsvolle Arbeit in einem Umfeld zu verrichten, das durch die Lebensgewohnheiten, die Lebensziele, unterschiedlichste Haushaltsführungen, Erziehungs-, Ernährungs- und Kommunikationsformen ihres Klientels geprägt ist. Sie besuchen an einem Arbeitstag mehrere Klientinnen oder Klienten. Es gilt Vertrauen zu schaffen, Beziehungen aufzubauen, stichhaltige Argumente und Varianten zur Verfügung zu haben und einen Veränderungsprozess auch über längere Zeit begleiten zu können (vgl. ebd.).

Von den meisten MitarbeiterInnen wird die ständige Herausforderung, sich immer wieder auf ein „neues" Familiensystem einlassen zu müssen, als Chance und als wichtiger Beitrag zur Berufszufriedenheit und damit zur Gesundheit bezeichnet.
Als komplex und anspruchsvoll wird in der Arbeit von Conte (1995) hingegen die **Arbeit mit dem Bezugssystem** der Klientin oder des Klienten beschrieben. Oftmals sind es die Angehörigen, die eine Unterstützungssituation bis zum Einsatz der Spitex gemeistert haben. Sie decken auch vor und nach den Einsätzen der Spitex den verbleibenden Unterstützungsbedarf Tag und Nacht sieben Tage in der Woche ab. Es gilt deshalb für Mitarbeitende der Spitex, den systemischen Blickwinkel nicht aus den Augen zu verlieren. Oftmals müssen Angehörige erst lernen, die gewonnene Zeit wieder für sich zu investieren und die Kontrolle über die Situation teilweise abzugeben. Nicht selten entstehen daraus Unklarheiten und Missverständnisse, die zu Konflikten mit den Spitexmitarbeitenden führen (vgl. Conte, Elisabeth 1995).
Obwohl Konflikte in sozialen System als normal gelten, werden sie für die MitarbeiterInnen oft zum Stressfaktor. Der richtige Umgang mit solchen Stressfaktoren trägt zur Erhaltung der Gesundheit bei. Bewältigte Konflikte können denn auch Selbstbestätigung und Erfolgserlebnisse beitragen. Ungelöste Konflikte hingegen können aber auch zu belastenden und nicht bewältigbaren Herausforderungen entarten.

4.4.3 Der Blick auf Aspekte der körperlichen Gesundheit

Die Arbeit bei den Klientinnen und Klienten zu Hause stellt an die Mitarbeiterinnen und Mitarbeiter der Spitex auch in Bezug auf die **materielle Ausstattung und die Platzverhältnisse** besondere Anforderungen. Selbst bei schwer pflegebedürftigen Klientinnen oder Klienten steht zum Beispiel oft nicht von Anfang an ein Pflegebett zur Verfügung, das eine rückenschonende Arbeitsweise ermöglichen würde. Da die meisten Wohnungen nicht auf eine anhaltende Pflegebedürftigkeit ihrer Bewohner ausgerichtet sind, ergeben sich weitere Hindernisse für die Arbeit der Spitexmitarbeitenden. So fehlt es oft an genügend Abstellfläche, um Pflegeutensilien in die Nähe der eigentlichen Pflegehandlung zu bringen. Die Platzverhältnisse erlauben zum Beispiel für Mobilisationen (Unterstützung beim Aufstehen aus dem Bett usw.) nur wenig Bewegungsfreiheit und dadurch wieder eine Einschränkung der rückenschonenden Arbeitsweise. Türschwellen oder zu enge Türrahmen versperren den Weg, um zusammen mit einem unsicher gehenden Klienten passieren zu können oder mit Gehilfen stolperfrei durch die Wohnung zu kommen. Der Veränderung an baulichen Voraussetzungen und der Beschaffung von geeigneten Hilfsmitteln (Pflegebett, Gehhilfen usw.) stehen oft vielfältige Widerstände gegenüber, die nicht zuletzt oft auch finanzieller Art sind. Flexibilität, Improvisationsvermögen und körperliche Leistungsfähigkeit sind denn auch wichtige Eigen-

schaften von SpitexmitarbeiterInnen und für eine gute Qualität der Arbeit unabdingbar (vgl. ebd.).
Anhaltendes körperliches Wohlbefinden ist für die oftmals unter starkem Körpereinsatz stattfindende Arbeit unabdingbar und dementsprechend ein wichtiger Anteil der Gesundheit am Arbeitsplatz.

Die in diesem Kapitel beschriebenen Teilaspekte der Arbeitswelt von Mitarbeitenden in Spitexorganisationen unterscheiden sich zum Teil deutlich von der Arbeitswelt der Kolleginnen und Kollegen in den Institutionen (Spitäler und Pflegeheime). Sie stellen in diesem Sinne den spezifischen Arbeitsalltag im Setting Spitex dar und dienen zusammen mit den vorgängigen Kapiteln im Folgenden dazu, Anknüpfpunkte für Betriebliche Gesundheitsförderung in Spitexorganisationen darzustellen.

4.5 Ansatzpunkte zur Betrieblichen Gesundheitsförderung in der Spitex

Die folgenden Ausführungen und Überlegungen stellen eine Auswahl dar und orientieren sich mit Ausnahme des ersten und der letzten beiden Unterkapitel an der Struktur des vorangegangenen Kapitels.

4.5.1 Gender als Ansatzpunkt

Ein erster und übergeordneter Ansatz für die BGF gilt der Tatsache, dass im Setting Spitex zur Hauptsache Frauen arbeiten. Alle Ansatzpunkte unter dem Stichwort Gender sollen dementsprechend die persönliche, fachliche, soziale und ökonomische Stellung der Frauen in diesem Beruf festigen und Ungleichheiten auch gegenüber vergleichbaren Bedingungen in Berufen mit grossem Männeranteil vermindern helfen. Die meisten der nachstehend beschriebenen Aspekte verfolgen bewusst einen verhältnisorientierten BGF Ansatz. Sie sind jedoch in der Umsetzung auch mit verhaltensorientierten Ansätzen verbunden, da es immer auch um Aspekte des „sich Empowern“ und „sich Partizipieren“ geht.
Laut Höppner (2004:55) ist nicht einfach entscheidend, ob Frauen einer Erwerbsarbeit nachgehen können oder nicht. Vielmehr ist grundlegend, welche Anerkennung sie erfahren, über welche **Entscheidungs- und Handlungsspielräume** sie verfügen, welche existenzielle Freiheit die Erwerbsarbeit ihnen ermöglicht, welche beruflichen und persönlichen Entwicklungsimpulse sie erhalten und ob sie auf ein tragfähiges soziales Unterstützungsnetz für ihre anderen Lebensbereiche (Familienarbeit) zurückgreifen können.
Für das Setting Spitex heisst dies unter dem Gesichtspunkt der BGF, dass Entscheidungs- und Handlungsspielräume immer wieder überprüft und kompetenzengerecht angepasst werden müssen. Diese Massnahme hat nicht nur einen betrieblichen Nutzen. Eine Unter- re-

spektive Überforderung durch zu kleinen oder zu grossen Handlungsspielraum hat Auswirkungen auf die Gesundheit der Mitarbeiterinnen.
Eine andere Ebene ist der Verdienst. Dieser ist daraufhin zu überprüft, ob er zumindest vom Lohnansatz her eine reale Basis zur existenziellen Freiheit gewährleistet (Stichwort: Anforderungen an Mindestlohn).
Erwerbsarbeit ist seit den 60er Jahren in Bezug auf die gesundheitliche Lage von Frauen zu einer zentralen Kategorie der Lebensqualität geworden. Die Erwerbsquote steigt bei den Frauen stetig, was zu einem grossen Teil auf die Möglichkeit der Teilzeitarbeit zurückzuführen ist. Dies gilt auch für das Setting Spitex. Forschungen zeigen zudem, dass Frauen, die vorwiegend Familienaufgaben bewältigen, weniger gesund sind als Frauen, die einer für sie befriedigenden Erwerbsarbeit nachgehen (vgl. Höppner 2004:55f).
Die Bedeutung der Arbeit - und im Speziellen der Teilzeitarbeit für Frauen - bedarf jedoch gewisser Regeln, die zur Gesunderhaltung dienen sollen. Einerseits besteht für Frauen, die gleichzeitig Familienarbeit leisten, über das Teilzeitangebot ein Chance auf dem Arbeitsmarkt wieder Fuss zu fassen. Andererseits existiert die Gefahr, dass Teilzeitarbeit, die nicht im Rahmen einer Festanstellung geschieht, zu einer schlechteren sozialen Altersabsicherung von Frauen führt. Eine Möglichkeit, dieser Gefahr entgegen wirken zu können wäre - auch im Sinne Betrieblicher Gesundheitsförderung - anstelle von Monatsarbeitszeiten auf Jahresarbeitszeiten umzustellen und auf dieser Basis Festanstellungen zu vergeben. Dies würde auch aus betrieblicher Sicht Sinn machen, da die Arbeitsauslastung über das Jahr verteilt sehr unterschiedlich sein kann. Weitere Modelle für eine familiengerechtere Arbeitzeitgestaltung könnten sein: Variable Bandbreitenmodelle und flexible Arbeitzeiten. Sowohl das Jahresarbeitszeitmodell, als auch Bandbreiten- und flexible Arbeitszeitmodelle sollten mit einem Zeitkontenmodell gekoppelt sein und müssen den betrieblichen wie auch den familiären Bedürfnissen Rechnung tragen, was sicherlich manchmal mit einem Spagat verglichen werden kann. Die Massnahmen müssen mit allen Beteiligten oder Betroffenen abgesprochen werden und dürfen nicht nur ein Managemententscheid sein.
Während Überlegungen für Kinderbetreuungsmöglichkeiten in kleinen und mittleren Spitexbetrieben nur zum Teil ein Thema sein können, wäre es in grösseren Betrieben, im Sinne der BGF, durchaus möglich, darüber nachzudenken. Es ist dabei nicht nur der Weg zu einer eigenen Kinderkrippe vorstellbar. Die Tatsache der vielen Teilzeitarbeitenden ermöglicht unter Umständen auch eine Mischform mit gegenseitiger Unterstützung in der Kinderbetreuung. Der Betrieb könnte sich dabei als Vermittler mitengagieren. Erstrebenswert wäre es zudem, wenn dieses Thema auch über den Betrieb hinaus zum Gespräch gemacht würde, Teilzeitarbeit auch ein Gesprächsthema innerhalb der Rollenaufteilung von Ehefrau/Mutter und Ehemann/Vater werden würde und immer mehr Männer die Möglichkeit zur geteilten Familienverantwortung auch über Teilzeitarbeit wahrnehmen könnten und würden.

Ein weiteres Genderthema ist wieder auf den Ursprung der Pflege-, Hilfs- und Unterstützungsberufe zurückzuführen: die Professionalität. In denjenigen Berufsgattungen, welche einen anerkannten Berufsabschluss besitzen, (Dipl. Pflegefachfrauen und –männer, die Hauspflegerinnen und die Pflegeassistentinnen) wird einer professionellen Rollengestaltung zumindest meistens genügend Rechnung getragen. Entsprechende Stellenbeschreibungen geben den Rahmen vor. Bei denjenigen Berufsgruppen in der Spitex, die keine oder keine einheitliche Berufsbildung vorausgesetzt haben, gerät der Aspekt der professionellen Rolle oft in den Hintergrund. Oftmals wird bei dieser Berufsgruppe davon ausgegangen, dass ihre für die Arbeit benötigten Fähigkeiten den weiblichen Rollentypisierungen entsprechen. Etwa im Sinne von: Frauen wissen, wie eine Wohnung zu reinigen ist oder wie ausgewogene Ernährung gewährleistet wird. Dies betrifft ausschliesslich Frauen, die in der Haushilfe arbeiten. Dabei geht oft vergessen, dass diese Frauen ihre Arbeit nicht einfach in einem familiären Kontext mit gesunden und ihnen gut vertrauten Personen verrichten, sondern bei Menschen tätig sind, die aus verschiedensten Gründen professionelle Hilfe, Unterstützung oder Pflege benötigen. Ihre Arbeit muss sich auf diese Voraussetzungen ausrichten und den Frauen dementsprechend eine professionelle Rollengestaltung ermöglicht werden. BGF muss sie befähigen, sich ihrer professionellen Rolle bewusst zu werden und auch über geeignetes Wissen zu verfügen oder zumindest den schnellen und unbürokratischen Zugang zu Ressourcenpersonen, welche sie fachlich begleiten, ermöglichen. Zudem müssen auf der Verhältnisebene klare Stellenbeschreibungen mit bekannten Handlungsspielräumen und Kompetenzen vorhanden und eine definierte Anbindung ans Team gewährleistet sein.

4.5.2 Erhalt und Förderung des psychischen und emotionalen Wohlbefindens

In Bezug auf die Herausforderungen, die durch das **viele Fahren** entstehen, sollte als Thema der BGF auf der verhältnisorientierten Seite dafür gesorgt werden, dass die Autos technisch immer gut gewartet sind. Zudem könnte es hilfreich sein, bei ortsunkundigen Mitarbeiterinnen oder Mitarbeitern einen Erstbesuch zu begleiten. Geeignetes Kartenmaterial gehört zudem in jedes Fahrzeug. Neuere technische Hilfsmittel wie Navigationsgeräte könnten eventuell eine Überlegung wert sein, da sie absorbierendes Kartenlesen während des Fahrens ausschalten, die Streckenwahl vorgeben und die Fahrsicherheit erhöhen könnten. Fahrtechnisch könnte eine BGF Intervention den Besuch eines Fahrsicherheitstrainings beinhalten. Mehr Sicherheit in der Fahrzeugbeherrschung führt zu weniger Stress bei den Transfers. Dieser Ansatz würde der Unfallverhütung dienen, was sich für den Betrieb ebenfalls bezahlt machen würde. Diese Massnahmen leisten einen wichtigen Beitrag zur Minderung der Stressoren, die beim Fahren auf viele MitarbeiterInnen der Spitex zukommen und

damit zur Gesunderhaltung. Natürlich trügen diese Massnahmen nicht nur zur psychischen Gesundheit bei, sondern auch zum Erhalt der körperlichen Gesundheit.
Wie weiter oben beschrieben nutzen die Mitarbeitenden der Spitex die Transferabschnitte in ihrem Arbeitsalltag auch als geschätzte Erholungszeit zwischen den einzelnen Einsätzen. Es bestünde allenfalls Potential darin, dieses Faktum gezielt als Ressource bei den Einzelnen zu fördern. Obige Massnahmen könnten einen Beitrag dazu leisten.

Die oftmals lange andauernden, manchmal **wenig hoffnungsvollen und emotional belastenden Situationen,** welche SpitexmitarbeiterInnen beschäftigen gehören zum Berufsalltag. Aus BGF Sicht muss diese Tatsache aber zur Folge haben, dass im Betrieb institutionalisierte Möglichkeiten vorhanden sind, um psychische und emotionale Belastungen thematisieren und bearbeiten zu können. Dies könnte in Form von Balintgruppen, Fallbesprechungen oder Supervison geschehen, die als BGF Massnahmen installiert werden sollten. Ganz wichtig ist, dass solche Angebote immer der gesamte Belegschaft einer Organisation offen stehen. Obwohl nicht alle gleichermassen belastet sind, ist es doch wichtig, voneinander zu wissen wo man steht. Zudem ist die Sichtweise jeder betroffenen Person etwas unterschiedlich und der Informationsfluss mit Hilfe solcher Anlagen eher gewährleistet. Leider drohen Angebote dieser Art zunehmend häufiger vom Tisch zu fallen, da sie ja nicht direkt bei den Klienten in Rechnung gestellt werden können. Die dafür aufgewendete Zeit müsste also im Hinblick auf eine anhaltende Arbeitsfähigkeit über den Verein finanziert werden.
Aus Leitungssicht kann es ebenfalls sinnvoll erscheinen, mit den Einzelnen auf der Verhaltensebene nach geeigneten Strategien der verbesserten Abgrenzung zu suchen. Auch hier stehen die weniger bis gar nicht ausgebildeten MitarbeiterInnen direkter im Blickfeld. Sie drohen eher unterzugehen.

In eine ähnliche Richtung müssen auch BGF Bestrebungen zum Umgang mit dem anhaltend steigenden **Leistungsdruck** gehen. Wichtig erscheint dabei, dass vom Management her eine gezielt den Kompetenzen der Mitarbeitenden entsprechende Einsatzplanung erfolgt. Ihr Leistungsvermögen ist sehr unterschiedlich und auch von vielen betriebsexternen Einflussfaktoren abhängig. Damit es nicht zu Empfindungen in Richtung von Ungerechtigkeiten kommt, müssen einerseits klare Kriterien zur Arbeitsaufteilung bestehen und andererseits eine hohe Transparenz herrschen.

Das Staatssekretariat für Wirtschaft bietet zum Thema *Psychische Gesundheit am Arbeitplatz* Instrumente und Hilfsmittel an.

4.5.3 Erhalt und Förderung des sozialen Wohlbefindens

Beim **internen und externen Informationsfluss** gibt es Hindernisse, welche diesen zum Teil erheblich erschweren. Gekoppelt an die sehr **unterschiedlichen fachlichen Fähigkeiten und Kompetenzen** der verschiedensten Mitarbeiterinnen und Mitarbeiter, erscheint es jedoch besonders wichtig, Instrumente und Wege zum Abbau dieser Hindernisse zu finden. BGF muss sich dabei mit den aktuellen sowie den wirklich benötigten Informationsstrukturen und –systemen auseinandersetzen. Der ungehinderte und rasche Zugang zu den für die aktuelle Tätigkeit aller Berufsgruppen benötigten Informationen muss jederzeit möglich sein. Es gilt im Rahmen von BGF, Bedingungen zu schaffen, die helfen, den Bedarf aller Mitarbeitenden sichtbar zu machen und zwar über alle Hierarchiestufen weg. Es muss eine Kommunikationskultur geschaffen werden, die allen Beteiligten ein hohes Mass an Transparenz und Vertrauen ermöglicht.
Für den externen Informationsfluss sollen durch die Leitungsinstanzen klare Zusammenarbeitsvereinbarungen mit den Partnern (Hausärzte, Physio-, Ergotherapeuten usw.) getroffen werden. Diese dienen den Mitarbeitenden als verbindlicher Weg zum Informationsaustausch. Zum Thema „Kommunikation" kann allenfalls auf die Hilfsmittel von KMU-Vital zurückgegriffen werden.

In Bezug auf das träge fachliche Unterstützungsnetz soll im Rahmen von BGF bei neuen oder sich verändernden Situationen immer wieder im Team geklärt werden, ob und inwiefern Bedarf an fachlicher Unterstützung bei den verschiedenen Berufsgruppen entsteht. Regelmässige, die Berufsgruppen übergreifende Fallbesprechungen können hier einen wichtigen Beitrag zur Gesunderhaltung aller Beteiligten leisten. Modelle in welchen eine fachlich ausgewiesene Person bei Bedarf für alle erreichbar bleibt, obwohl oft alle ausser der Administration selbst unterwegs sind, können helfen, schneller zur benötigten Unterstützung zu gelangen. Moderne Kommunikationsmittel wie Natel und die praktisch immer verfügbaren privaten Telefonanschlüsse der Klientinnen oder Klienten machen dies heute bestimmt einfacher.

In eine ähnliche Richtung gehen auch BGF Massnahmen zur Unterstützung bei **Konfliktsituationen**.

4.5.4 Erhalt und Förderung des körperlichen Wohlbefindens

Körperliche Belastungsmomente gibt es, wie bereits beschrieben, bei den Einsätzen immer wieder. Aus BGF Sicht ist es ein Muss, die individuelle körperliche Konstitution der Mitarbeitenden zum Thema zu machen. Es braucht regelmässige, sich wiederholende verhaltensorientierte Interventionen in Richtung Stärkung des Bewegungsapparates, Körperhaltung und Rückenschule, sowie Entspannungstechniken. Da die Belastung einen direkten Bezug zum

Arbeitsalltag aufweist, ist dies auch ein Thema des Betriebes, das hilft, die Arbeitsfähigkeit zu erhalten. Entsprechende Module sind zum Beispiel ebenfalls bei *KMU-Vital* verfügbar.
Auf der verhältnisorientierten Ebene muss es aus betrieblicher Sicht das Ziel sein, den Mitarbeitenden bestmögliche und zweckmässige Hilfsmittel zur Verfügung zu stellen. Zudem sollen benötigte Hilfsmittel, wie etwa die Anschaffung von Pflegebetten oder Mobilisationshilfen bei den Klienten, konsequent von Anfang an angestrebt werden. Es gilt, hier beratend zu arbeiten und auch die Gesunderhaltung der Angehörigen ins Blickfeld zu rücken.

4.5.5 Der Ansatzpunkt: Strategische und fachliche/operative Führungsebenen

Dieser Ansatzpunkt wird speziell aufgegriffen, weil Kompetenzunstimmigkeiten im Management oft viel Kraft verbrauchen, und eine Klärung auf dieser Ebene zur Förderung der Gesundheit von Management und der Mitarbeitenden beiträgt. Es gilt vor allem, Klarheit bezüglich der Abgrenzung zwischen der strategischen und der fachlich/operativen Führungsebene zu erhalten. Die Rahmenbedingungen für Spitexorganisationen ändern sich laufend. Dementsprechend müssen die Auswirkungen auf der strategischen und auf der fachlich/operativen Ebene immer wieder neu geklärt werden. Eine institutionalisierte Klärung der gegenseitigen Erwartungen und Aufgabenbereiche ist für alle Instanzen eine Massnahme zur Stress- und Unzufriedenheitsreduktion, zur Klärung der Verantwortungsbereiche, der Entscheidungs- und Handlungsfreiheiten der Leitungsinstanzen und damit zur Gesundheitsförderung auf der Leitungsebene. Transparenz erhöht zudem die Nachvollziehbarkeit der Entscheidungsgrundlagen. Allgemein lässt sich sagen, dass eine gut funktionierende Zusammenarbeit auf der Führungsebene wesentlich zur betrieblichen Gesundheit beiträgt.
Ebenfalls in diesen Ansatzpunkt der BGF fällt eine Betrachtung der Lob-, Anerkennungs- und Kritikkultur. Eine gesunde Kultur der gegenseitigen Aufmerksamkeit, Wertschätzung und Akzeptanz sind Grundlagen für ein gesundheitsförderliches Unternehmen.
Ein Ansatz aus der Organisationsentwicklung kann auch einen Beitrag zur BGF leisten. Gemeint ist der Ansatz des *Wissensmanagements*. Dieser kann erheblich zur Stärkung des Selbstwertgefühls der Einzelnen beitragen und zudem eine Bereicherung für den Betrieb bedeuten.
Überhaupt gehört des Thema des individuellen und betrieblichen Entwicklungsbedürfnisses zur BGF.

4.5.6 Der Ansatzpunkt: Das Kapital „älterer" MitarbeiterInnen

Massnahmen zum Erhalt des körperlichen Wohlbefindens „älterer" MitarbeiterInnen wurden zum Teil schon beschrieben. Die körperliche Leistungsfähigkeit darf jedoch nicht allein auf Grund des biologischen Alters eingestuft werden. Aus betrieblicher Sicht gilt es, allenfalls ein Augenmerk auf die von Frau zu Frau unterschiedlich belastenden Auswirkungen des Klimak-

teriums zu werfen. Sie können sich in Bezug auf Berufsunfälle oder –erkrankungen in den Altersgruppen der über 45 Jährigen als beachtenswert erweisen. Für die Altersgruppen kurz vor der Pensionierung gilt es sicherlich, sich in Bezug auf körperlich stark belastende Arbeitssituationen abzusprechen. Dafür können „ältere" Mitarbeitende bei der Entwicklung von Bewältigungsstrategien in psychisch und/oder emotional belastenden Arbeitssituationen als Ressourcepersonen eingesetzt werden. So könnten diese Mitarbeitenden zum Beispiel zum Coaching in solchen Situationen bei jüngeren Mitarbeitenden genutzt werden. Was natürlich eine entsprechende Zusammenarbeitskultur im Betrieb voraussetzt.
Es gilt, abgesehen von möglichen körperlichen Nachteilen älterer MitarbeiterInnen viel mehr, das Kapital der grossen Berufs- und Lebenserfahrung gezielt zu erhalten. Ältere Mitarbeiterinnen und Mitarbeiter sind herausgefordert, sich mit neuen Entwicklungen im Beruf immer und immer wieder zu arrangieren. Vielleicht sogar in Zukunft in immer kürzeren Abständen. Als Thema der BGF muss deshalb dafür gesorgt werden, dass zwischen „Altem" und „Neuem" und „Jungen" und „Älteren" eine gute Balance der gegenseitigen Wahrnehmung, Wertschätzung und Akzeptanz zustande kommt. Alle Altersgruppen sowie Mitarbeitende mit unterschiedlichen Berufserfahrungen müssen miteinander kommunizieren können. Das Betriebsklima wird dabei durch eine entsprechend positive Haltung beeinflusst. Es kann unter anderem hilfreich sein, eine solche Haltung durch die gemeinsame Entwicklung eines Leitbildes im Rahmen von BGF zu fördern. Zu diesem Themenkreis sind wiederum Aspekte des betrieblichen *Wissensmanagements* hilfreich.
Bezogen auf die Altergruppe kurz vor dem Pensionsalter gibt es für die BGF noch einen weiteren beachtenswerten Aspekt, nämlich die Vorbereitung auf das Leben nach der Pensionierung. MitarbeiterInnen, die bis zur Pensionierung im Erwerbsleben stehen, (sei es auch nur in einer Teilzeitaufgabe) sind unterschiedlich stark auf Unterstützung zur Vorbereitung des neuen Lebensabschnittes angewiesen. BGF beinhaltet denn zumindest auch die Wahrnehmung solcher Bedürfnisse durch das Management und das Verweisen an eine Institution (z.B. Pro Senectute), die sich diesem Bedürfnis annehmen kann. Für den Betrieb gilt es indes auch, langjährige Mitarbeitende mit entsprechender Wertschätzung aus der Tätigkeit zu entlassen. BGF heisst aber auch, Bedingungen zu schaffen die eine langjährige Bindung an den Betrieb überhaupt erst ermöglichen. Die bereits genannten Massnahmenvorschläge können einen Beitrag dazu leisten.

4.5.7 Mögliche ergänzende Ansatzpunkte und Bemerkungen

Obwohl, wie Eingangs geschrieben, alle Berufsgruppen im Rahmen von Projekten und Interventionen Betrieblicher Gesundheitsförderung gleichermassen Beachtung finden müssen, gibt es eine Berufsgruppe, die zusätzlich verstärkt in deren Blickwinkel gehört. Es sind dies die Haushelferinnen. Sie als Personal, das mit längeren Einsatzzeiten und oft ohne eigentli-

che Fachausbildung arbeitet, werden aus Erfahrung schlecht wahrgenommen. Ihre Bedürfnisse müssen ihm Rahmen von BGF deutlicher thematisiert und realisiert werden. Zudem sollen BGF Projekte ihnen verbesserte Möglichkeiten zur Einbettung in einem Team bieten, da sie, wie erwähnt, oft im Auftragsverhältnis ohne grösseren Basisbezug arbeiten.
Neben den sehr Spitex spezifischen Ansatzpunkten gäbe es noch allgemeinere, an den vorhandenen Programmen und den Zielsetzungen der BGF orientierte, Massnahmen in Betracht zu ziehen. Zum Beispiel: Absentismus im Betrieb, Ernährung oder das Rauchverhalten.

5 Ideen zur Umsetzung der Erkenntnisse in die Spitex

In diesem Kapitel wird der Frage nachgegangen, welche Möglichkeiten es gäbe, um das Thema der Betrieblichen Gesundheitsförderung in Spitexorganisationen präsenter und wahrnehmbarer zu machen. Damit wird die Absicht verfolgt, auf die Bedeutung von BGF zum Erhalt der Gesundheit der einzelnen Mitarbeiterinnen und Mitarbeiter und damit auch des ganzen Betriebes aufmerksam zu machen. Nur Spitexbetriebe mit gesunden MitarbeiterInnen können, bei den sich laufend verändernden Rahmenbedingungen, ihre eigentlichen Kerngeschäfte Aufrecht erhalten.
Im Folgenden wird kurz eine Konzeptidee des Autors beschrieben. Aus den Erläuterungen wird ersichtlich, wie vorgegangen werden könnte, damit Betriebliche Gesundheitsförderung schlussendlich auf breiter Ebene in der Spitex umgesetzt werden kann. Zum Beispiel auf Basis der in dieser Arbeit dargestellten Grundlagen.

Abb. 13 Konzeptidee

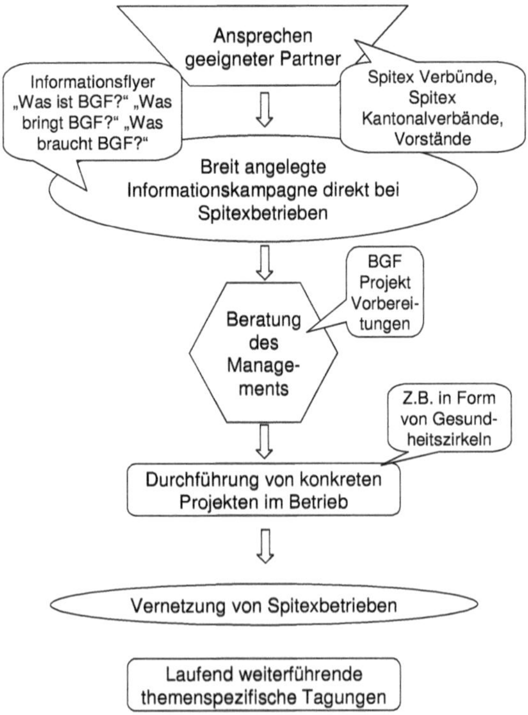

(Darstellung des Autors)

Dieses mögliche Vorgehen wendet sich zuerst der Frage der Partner zu. Spitexorganisationen sind oft Einzelorganisationen von Gemeinden oder Regionen. Sie sind teilweise in Spitexkantonal oder –regionalverbänden oder aber durch den Spitex Verband Schweiz organisiert. Die Ebene dieser Partner gilt es zuerst zu erreichen, weil in solchen Verbänden die strategischen Leitungen Einsitz haben und diese dort für eine erste Kontaktaufnahme mit dem Thema BGF gut erreichbar sind. Wo solche übergeordneten Strukturen fehlen, können stattdessen Spitexvorstandsorgane direkt angesprochen und mit ersten grundlegenden Informationen versorgt werden. Als externe Partnerorganisation könnte auch auf die Stiftung Radix mit ihrem fachlich breiten Angebot zurückgegriffen werden.
Interessierte Organisationen werden danach auf breiter Ebene mit Grundlageninformationen versorgt. Die strategische und operative Führungsebene solle die Möglichkeit zur direkten Beratung und Begleitung in der Vorbereitung, Durchführung und Evaluation von BGF Projekten erhalten. Dabei wird ihre Rolle klar definiert (siehe nächstes Kapitel).
Die Idee zur Vernetzung träg einem Grundprinzip von Gesundheitsförderung Rechnung.
Zur Weiterentwicklung werden auch die laufend angebotenen themenspezifischen Tagungen mit aktuellen BGF Themen und Tendenzen beitragen.
Ein bereits bestehender Ansatzpunkt, auf den hinsichtlich BGF zurückgegriffen werden kann, ist das offizielle *Qualitätsmanual* für Spitexbetriebe des Spitex Verbands Schweiz (2000). In der Norm 20 heisst es dort: „Die Zufriedenheit des Personals wird angestrebt und evaluiert" (zit. Spitex Verband Schweiz 2000). Da Zufriedenheit zumindest zum Teil durch das Wohlbefinden am Arbeitsplatz definiert wird, gibt es hier einen klaren Zusammenhang zwischen einem bereits bestehenden Qualitätsmanagement in der Spitex und betrieblicher Gesundheit.

5.1 Der Zugang über das Management

Obwohl BGF Interventionen als Top-Down Strategien nicht als sehr sinnvoll erachtet werden können, hat das Management eine tragende Rolle. Es muss gelingen, die Führung, (wobei im Fall von Spitexbetrieben die strategische und die operative Führung gemeint sind) davon zu überzeugen, dass BGF ein notwendiger Aspekt der Betriebsprozesse darstellt und, dass es ohne den Blickwinkel auf die Gesundheit der MitarbeiterInnen und des Managements nicht gehen kann. Verschiedene Autoren betonen denn auch, dass BGF eine Führungsaufgabe ist. Es wird davon ausgegangen, dass es klar bezeichnete Verantwortliche für Gesundheitsförderung innerhalb eines Betriebes geben muss, die auch vom Management mit entsprechenden Kompetenzen versehen sind. Es gilt also im Management die notwenigen Rahmenbedingungen schaffen zu können. Darunter kann zum Beispiel das Ermöglichen von partizipativen Prozessen verstanden werden, wodurch die Mitarbeitenden befähigt werden, im Rahmen von Empowerment ihre eigene Gesundheit und ihre Stärken bei Veränderungs-

und Lernprozessen im Betrieb durchzusetzen. Oder, es können Zeit- und Kommunikationsgefässe zur Verfügung gestellt werden, zum Beispiel in Form von Gesundheitszirkeln. Wie auch immer diese Angebote und Massnahmen ausfallen, sie bedingen die Unterstützung und Wertschätzung des Managements.
In der konkreten Durchführungsphase von Projekten soll die Managementebene mit einbezogen werden, wo immer dies sinnvoll und nötig erscheint. Sie muss sich aber bewusst sein, dass sie dort als gleichwertige Ebene einfliessen soll und wo immer möglich die Hierarchieschranken für die konkrete Projekt- oder Interventionszeit abzubauen ist. Nur so lassen sich BGF Interventionen bereichsübergreifend umsetzen.

5.2 Der Zugang über Informationsflyer

Die Informationsflyer sollen als Instrument dienen, um kurz und bündig Informationen zur BGF an die angesprochenen Instanzen abgeben zu können. Sie sollen Informationen zur Begriffsdefinition, zur Bedeutung und zum möglichen Nutzen für Spitexbetriebe beinhalten. Zudem müssen sie anhand eines Beispiels Orientierung darüber bieten, was es heissen kann, BGF in einem Betrieb zu implementieren. Ein Überblick über mögliche Interventionsebenen könnte zusätzlich stimulierend wirken.
Zudem sollen im Flyer klare Ansprechpersonen für weitere Informationen und Angaben zu möglichen Projektbegleitungen ersichtlich sein.

5.3 Der Zugang über Beratungsangebote

Unter Beratungsangeboten werden vor allem Unterstützungsangebote für eine fachliche versierte BGF-Projektbegleitung verstanden. Die fachliche Begleitung soll einerseits Unterstützung bei der Ausführung der einzelnen Projektphasen (Grobplanungsphase, Feinplanungsphase, Durchführungsphase und Abschlussphase) bieten und andererseits das fachliche Knowhow zur Gesundheitsförderung bieten. Zudem soll sie zur Qualitätssicherung der Projekte beitragen, wobei sie sich der Hilfsmittel und Instrumente der Gesundheitsförderung Schweiz bedienen kann (www.quint-essenz.ch).

5.4 Der Zugang über themenspezifische Tagungen

Themenspezifische Tagungen sorgen für neue Impulse und zeigen dabei aktuelle Tendenzen der Gesundheitsförderung und der BGF auf. Diese sollen die Betriebe zunehmend besser befähigen, sich selbständig um den Erhalt der innerbetrieblichen Gesundheitsressourcen kümmern zu können.

Solche Tagungen könnten sich auch Themen (wie im Kapitel 3. beschrieben) widmen, wobei diese noch auf die Verhältnisse der Spitex anzupassen wären.
Ein weiterer spannender Inhalt von Tagungen könnte sein, dass Spitexbetriebe jeweils eigene Projekte und die damit gemachten Erfahrungen darstellen und dadurch zur Auseinandersetzung und Nachahmung anregen könnten.

5.5 Der Zugang über Fokusgruppen

Als Fokusgruppen werden Diskussionsgruppen von ca. 6-8 TeilnehmerInnen bezeichnet, die anhand bestimmter Kriterien zusammengestellt werden und durch gezielte Inputs zur Diskussion über ein Thema angeregt werden. Mit dieser Methode werden öfters Meinungen, Einstellungen und Wahrnehmungen der Teilnehmenden erhoben, welche sich auch für qualitative Forschungszwecke weiter nutzen lassen. Dadurch liessen sich in zunehmenden Masse BGF Interventionen auch wissenschaftlich besser nutzen und darstellen, was wiederum zu einem erhöhten Bekanntheitsgrad und besserer Akzeptanz des Themas beitragen würde.

5.6 Der Zugang über Bildungsangebote

Unter diesem Stichwort lassen sich spezifische Schulungsangebote für die internen Verantwortlichen der BGF anbieten. Solche Bildungsangebote wollen diese Personen in ihrer Rolle stärken.
Natürlich stünden solche Angebote auch weiteren Interessierten aus den Vorständen oder der operativen Führungsebene offen.

6 SCHLUSSGEDANKEN

Die aufgezeigten Ansatzpunkte zur Betrieblichen Gesundheitsförderung im Setting Spitex zeigen meines Erachtens genügend Relevanz und Differenziertheit, um den möglichen Nutzen für den Betrieb und die Mitarbeiterinnen und Mitarbeiter zu verdeutlichen. Sie bieten konkrete Anknüpfpunkte für betriebseigene Projekte und sollten auch für das Management erstrebenswert sein. Speziell wurde mir durch diese Arbeit bewusst, wie stark sich die hohe Teilzeitarbeitsquote unter den Mitarbeiterinnen und Mitarbeitern auf die Gesundheit auswirken kann, sowohl im förderlichen wie auch im hinderlichen Sinne. Erst während des Vertiefens in diese Arbeit und durch in der Zwischenzeit gemachte Erfahrungen ist mir zudem die eher schwierige Situation der Haushilfen und des Laienpflegepersonals richtig bewusst geworden. Ihnen einen speziellen Stellenwert in der BGF einzuräumen erscheint mir wirklich als sinnvoll.

Was schlussendlich auffällt ist die enge Verknüpfung von fachlichen, sozialen und personalen beruflichen Kompetenzen mit Ansatzpunkten der BGF. Meines Erachtens lassen sich, im Rahmen von settingspezifischen Interventionen in der Spitex, die Arbeit und die Entwicklung beruflicher Kompetenzen kaum von allgemeinen Zielsetzungen und Bestrebungen der BGF trennen. Betriebliche Gesundheitsförderung ist meines Erachtens eng verknüpft mit beruflichen Anforderungen. Natürlich gäbe es auch Ansatzpunkte (z.B. Rauchen oder Ernährung) die weiter weg von beruflichen Kompetenzen gesehen werden können. Aber BGF soll möglichst Nahe an den Alltag der Beschäftigen herankommen.

In welchem Sinn sich BGF Themen von MitarbeiterInnen im administrativen Bereich widmen soll, bleibt in dieser Arbeit unbeantwortet. Ihre speziellen Ressourcen und Bedürfnisse müssen zuerst im Rahmen von betriebseigenen Projekten erhoben werden.

Es ist nun zu hoffen, dass sich diese Arbeit auch für andere Interessierte als gute Grundlage für die Weiterarbeit an der Umsetzung von Betrieblicher Gesundheitsförderung im Setting Spitex als nützlich erweisen wird. Als Autor bin ich mir bewusst, dass es dabei in erster Linie um Überzeugungsarbeit gehen wird, bevor eigentliche Projekte zum Tragen kommen. Dabei wird es nicht nur um Überzeugungsarbeit auf der Managementebene gehen, sondern mindestens so wichtig wird es sein, den MitarbeiterInnen ihre tragende Rolle in dieser Auseinandersetzung zu verdeutlichen.

Ich hoffe, dass es mir und anderen Interessierten gelingen wird, die Steine auf dem Weg immer wieder aus dem Weg zu schaffen. Wie sonst sollten wir erfahren, wie der Weg dahinter genau weitergeht und welche Bedeutung Betriebliche Gesundheitsförderung für den Erhalt der bestehenden und zukünftigen Ressourcen im Betrieb wirklich innehat?

7 TABELLEN- & ABBILDUNGSVERZEICHNIS

8 LITERATURVERZEICHNIS

Baric, Leo/Conrad Günter (1999) **Gesundheitsförderung in Settings**. Konzepte, Methodik und Rechenschaftspflichtigkeit zur praktischen Anwendung des Settingansatzes der Gesundheitsförderung. Verlag für Gesundheitsförderung. Werbach-Gamburg

Bischof, Claudia (1992) **Frauen in der Krankenpflege**. Zur Entwicklung von Frauenrollen und Frauenberufstätigkeit im 19. und 20. Jahrhundert. 2. überarbeitete und erweiterte Auflage. Campus Verlag. Frankfurt/New York

Böhm, Brigit/Böhm, Andreas (2004) **Strategien gegen Stress**. In: Kuhn, Detlef/Sommer, Dieter (Hrsg.) (2004) **Betriebliche Gesundheitsförderung**. Ausgangspunkte-Widerstände-Wirkungen. Betriebswirtschaftlicher Verlag Dr. Th. Gabler. Wiesbaden (Seiten 145-148)

Bundesamt für Sozialversicherung (BSV) (Hrsg.) (2004) **Soziale Sicherheit**. Auflage: 5/2004. Bundesamt für Sozialversicherung. Bern

Bundesamt für Sozialversicherung (BSV) (Hrsg.) (2004) **Spitex Statistik 2003**. Statistiken zur sozialen Sicherheit. Bundesamt für Sozialversicherung. Bern

Conte, Elisabeth (1995) **Was macht die Komplexität der Gemeindekrankenpflege aus?** Diplomarbeit Höhere Fachausbildung in Pflege Stufe II/Kurs4. Schweizerisches Rotes Kreuz Kaderschule für die Krankenpflege (Hinweis des Autoren: heute WEG genannt). Aarau

Debitz, Uwe/Gruber, Harald/Richter, Gabriele (2003) **Psychische Gesundheit am Arbeitsplatz Teil 2**. Erkennen, Beurteilen und Verhüten von Fehlbeanspruchungen. 2. überarbeitete Aufl., Staatssekretariat für Wirtschaft (SECO), InfoMediaVerlag. Tharandt

Europäisches Netzwerk für Betriebliche Gesundheitsförderung (1997) **Luxemburger Deklaration zur betrieblichen Gesundheitsförderung in der Europäischen Union**. SUVA, Gesundheitsförderung (Hrsg.). Luzern

Europäisches Netzwerk für Betriebliche Gesundheitsförderung (2001) **Lissabonner Erklärung zur Gesundheit am Arbeitsplatz in KMU**. Klein, gesund und wettbewerbsfähig: Neue Strategien zur Verbesserung der Gesundheit in Klein- und Mittelunternehmen. SUVA, Gesundheitsförderung (Hrsg.). Luzern

Gesundheitsförderung Schweiz (Hrsg.) (Download 23.04.2005) **Schwerpunktprogramm 2 – Gesundheit und Arbeit**
http://www.gesundheitsfoerderung.ch/common/files/activities/program/spp2/SPP2_d.pdf

Grossmann, Ralph/Scala Klaus (2001) **Gesundheit durch Projekte fördern**. Ein Konzept zur Gesundheitsförderung durch Organisationsentwicklung und Projektmanagement. 3. Auflag. Juventa Verlag. Weinheim und München

Höppner, Heidi (2004) **Gesundheitsförderung von Krankenschwestern**. Ansätze für eine frauengerechte betriebliche Praxis im Krankenhaus. Mabuse-Verlag GmbH. Frankfurt am Main

Ilmarinen, Juhani/Tempel, Jürgen (2002) **Arbeitsfähigkeit 2010**. Was können wir tun, damit Sie gesund bleiben? VSA Verlag. Hamburg.

KMU-Vital (Hrsg.) (Download 06.05.2005) **Programmleitfaden für die Durchführung von KMU-Vital**. http://www.kmu-vital.ch/doc-d/Programmleitfaden/Programmleitfaden_KMU-vital.pdf

Kreis, Julia/Bödeker, Wolfgang (2003) (Download 01.05.2005) **Gesundheitlicher und ökonomischer Nutzen Betrieblicher Gesundheitsförderung und Prävention**. Zusammenstellung der wissenschaftlichen Evidenz. BKK Bundesverband & Hauptverband der gewerblichen Berufsgenossenschaften. Essen – HVBG & Berufsgenossenschaftliches Institut Arbeit und Gesundheit – BGAG. Dresden (Hrsg.) http://www.iga-info.de/News/Bilder/IGA-Report3.pdf

Kuhn, Detlef/Sommer, Dieter (Hrsg.) (2004) **Betriebliche Gesundheitsförderung**. Ausgangspunkte-Widerstände-Wirkungen. Betriebswirtschaftlicher Verlag Dr. Th. Gabler. Wiesbaden

Meuser, Thomas (2004) **Ökonomische Wirkungen**. In: Kuhn, Detlef/Sommer, Dieter (Hrsg.) (2004) **Betriebliche Gesundheitsförderung**. Ausgangspunkte-Widerstände-Wirkungen. Betriebswirtschaftlicher Verlag Dr. Th. Gabler. Wiesbaden (Seiten 241-247)

Pfaff, Holger (2001) **Evaluation und Qualitätssicherung des betrieblichen Gesundheitsmanagements**. In: Pfaff, Holger/Slesina, Wolfgang (Hrsg.) (2001) Effektive Betriebliche Gesundheitsförderung. Konzepte und methodische Ansätze zur Evaluation und Qualitätssicherung. Juventa Verlag. Weinheim und München

Pohlandt, Andreas/Heymer, J./Gruber, Harald (2003) **Psychische Gesundheit am Arbeitsplatz Teil 3**. Verhüten von Fehlbeanspruchungen durch Arbeits- und Organisationsgestaltung. Staatssekretariat für Wirtschaft (SECO), InfoMediaVerlag. Tharandt

Ramaciotti, Daniel/Perriard, Julien (2000) (Download 06.05.2005) **Die Kosten des Stresses in der Schweiz**. Staatssekretariat für Wirtschaft (SECO) (Auftraggeber) http://www.seco.admin.ch/imperia/md/content/publikationenundformulare/studienundberichte/stress_d.pdf

Richter, Gabriele/Friesenbichler, Herbert/Vanis, Margot (2004) **Psychische Gesundheit am Arbeitsplatz Teil 4**. Psychische Belastungen Checklisten für den Einstieg. Staatssekretariat für Wirtschaft (SECO), InfoMediaVerlag. Tharandt

Slesina, Wolfgang (2001) **Formen Betrieblicher Gesundheitsförderung: Bedarf an Evaluation und Qualitätssicherung**. In: Pfaff, Holger/Slesina, Wolfgang (Hrsg.) (2001) Effektive Betriebliche Gesundheitsförderung. Konzepte und methodische Ansätze zur Evaluation und Qualitätssicherung. Juventa Verlag. Weinheim und München

Spitex Verband Schweiz (Hrsg.) (2000) **Qualitätsmanual**. Bern

Trojan, Alf/Legewie, Heiner (2001) **Nachhaltige Gesundheit und Entwicklung**. Leitbilder, Politik und Praxis der Gestaltung gesundheitsförderlicher Umwelt- und Lebensbedingungen. VAS – Verlag für Akademische Schriften. Frankfurt

Weiss Josef A. (2005) **Alter als Kapital**. Betriebliche Gesundheitsförderung und Demografie. In: Focus 22/März 2005, Gesundheitsförderung Schweiz. Lausanne

Wenchel, Karl-Thomas (2003) **Psychische Gesundheit am Arbeitsplatz Teil 1**. Orientierungshilfe. Staatssekretariat für Wirtschaft (SECO), InfoMediaVerlag. Tharandt

WHO (1986) **Ottawa-Charta zur Gesundheitsförderung**. RADIX (Hrsg.). Zürich

9 ANHANG

1. Beschäftigte Ende Jahr in Spitexorganisationen nach Alter, Funktion und Geschlecht 1994 – 2004, Kanton Luzern

Beschäftigte Ende Jahr in Spitexorganisationen nach Alter, Funktion und Geschlecht 1994 - 2004, Kanton Luzern

Altersgruppen	Jahr	Total	Funktion			Geschlecht	
			Pflege, Hilfe	Einsatz-leitung	Admini-stration	Männer	Frauen
Absolut							
Total	**1994**	1'007	968	19	20	17	990
	1995	1'021	977	23	21	19	1'002
	1996	1'040	998	21	21	18	1'022
	1997	1'155	1'057	43	55	15	1'140
	1998	1'021	919	49	53	18	1'003
	1999	1'036	930	50	56	19	1'017
	2000	986	876	43	67	21	965
	2001	944	831	37	76	18	926
	2002	926	816	35	75	18	908
	2003	915	798	40	77	21	894
	2004	907	800	33	74	21	886
bis 19 Jahre	1994	7	7	-	-	-	7
	1995	9	9	-	-	-	9
	1996	5	5	-	-	-	5
	1997	5	5	-	-	-	5
	1998	5	5	-	-	-	5
	1999	7	6	-	1	-	7
	2000	6	6	-	-	-	6
	2001	4	3	-	1	-	4
	2002	5	5	-	-	1	4
	2003	9	8	-	1	2	7
	2004	10	9	-	1	2	8
20-24 Jahre	1994	62	62	-	-	-	62
	1995	57	57	-	-	-	57
	1996	60	60	-	-	-	60
	1997	67	67	-	-	1	66
	1998	49	48	-	1	-	49
	1999	58	58	-	-	-	58
	2000	60	60	-	-	1	59
	2001	60	59	-	1	-	60
	2002	52	52	-	-	-	52
	2003	55	55	-	-	-	55
	2004	51	51	-	-	-	51
25-29 Jahre	1994	105	103	-	2	3	102
	1995	87	86	-	1	1	86
	1996	83	83	-	-	1	82
	1997	80	76	2	2	-	80
	1998	71	66	3	2	2	69
	1999	65	61	3	1	4	61
	2000	47	46	-	1	2	45
	2001	52	50	-	2	2	50
	2002	50	49	1	-	1	49
	2003	41	39	2	-	-	41
	2004	51	50	1	-	-	51

30-34 Jahre	1994	100	96	1	3	4	96
	1995	87	84	-	3	4	83
	1996	90	86	1	3	1	89
	1997	97	91	3	3	1	96
	1998	88	80	5	3	1	87
	1999	92	84	3	5	2	90
	2000	88	80	4	4	2	86
	2001	72	64	3	5	3	69
	2002	66	58	2	6	4	62
	2003	59	52	1	6	5	54
	2004	49	44	2	3	3	46
35-39 Jahre	1994	113	105	5	3	3	110
	1995	133	124	6	3	4	129
	1996	138	130	3	5	6	132
	1997	164	146	7	11	7	157
	1998	147	128	7	12	4	143
	1999	130	116	7	7	2	128
	2000	130	112	5	13	4	126
	2001	119	105	5	9	4	115
	2002	111	96	6	9	1	110
	2003	106	92	6	8	2	104
	2004	100	88	4	8	3	97
40-44 Jahre	1994	121	114	3	4	3	118
	1995	128	120	4	4	6	122
	1996	139	129	6	4	4	135
	1997	155	136	11	8	2	153
	1998	153	131	10	12	4	149
	1999	166	139	11	16	5	161
	2000	162	136	10	16	3	159
	2001	154	129	8	17	3	151
	2002	160	134	8	18	5	155
	2003	169	145	9	15	5	164
	2004	147	127	8	12	3	144
45-49 Jahre	1994	124	115	3	6	1	123
	1995	141	130	6	5	1	140
	1996	127	125	-	2	-	127
	1997	160	142	8	10	1	159
	1998	141	128	7	6	1	140
	1999	143	130	7	6	2	141
	2000	132	114	8	10	3	129
	2001	142	124	6	12	3	139
	2002	139	121	5	13	2	137
	2003	140	120	7	13	3	137
	2004	163	138	7	18	5	158

50-54 Jahre	1994	109	105	4	-	-	109
	1995	108	102	4	2	1	107
	1996	118	106	8	4	1	117
	1997	137	121	4	12	1	136
	1998	132	111	11	10	1	131
	1999	134	109	11	14	1	133
	2000	148	123	10	15	1	147
	2001	124	103	8	13	-	124
	2002	124	105	6	13	-	124
	2003	130	107	6	17	-	130
	2004	130	113	3	14	1	129
55-59 Jahre	1994	107	104	2	1	-	107
	1995	108	104	2	2	-	108
	1996	102	98	1	3	1	101
	1997	115	105	4	6	1	114
	1998	98	90	4	4	1	97
	1999	109	99	5	5	1	108
	2000	93	84	3	6	2	91
	2001	104	88	6	10	1	103
	2002	100	84	6	10	1	99
	2003	106	86	9	11	1	105
	2004	108	89	7	12	1	107
60-64 Jahre	1994	86	84	1	1	1	85
	1995	91	89	1	1	1	90
	1996	96	95	1	-	1	95
	1997	95	90	2	3	-	95
	1998	76	73	-	3	1	75
	1999	73	71	1	1	-	73
	2000	66	63	1	2	-	66
	2001	60	53	1	6	1	59
	2002	65	58	1	6	1	64
	2003	59	53	-	6	1	58
	2004	60	54	1	5	1	59
65 u.m. Jahre	1994	73	73	-	-	2	71
	1995	72	72	-	-	1	71
	1996	83	82	1	-	3	79
	1997	80	78	2	-	1	79
	1998	61	59	2	-	3	58
	1999	59	57	2	-	2	57
	2000	54	52	2	-	3	51
	2001	53	53	-	-	1	52
	2002	54	54	-	-	2	52
	2003	41	41	-	-	2	39
	2004	38	37	-	1	2	36

Quelle: Amt für Statistik des Kantons Luzern – Spitexstatistik (Luzern 12.07.2005)